提高身體代謝力，輕鬆享瘦不是夢！

不靠運動，
改變飲食就能瘦！

日本人氣瘦身專家 森拓郎

40歲以上減重瘦身都會面臨一個
「極大挫敗」：

上了年紀之後就無法
再像以前一樣說瘦就瘦了。

關於這一點，
大家一致的說法是：

年紀大了，身體代謝也變差了。

就算試著不吃碳水化合物、
開始上健身房運動，
一段時間後再站上體重機還是會發現……

什麼！
拚命努力做了這麼多，
體重竟然跟之前差不多！

努力和克制的結果竟然沒有表現在數字上，實在太令人失望了。
沒想到自己也遇上「代謝變差」的「桎梏」了，
這打擊實在太大了。

請大家稍安勿躁，仔細想想。

或許你的確

拚命努力減重

但是否忘了同時也要

提高身體代謝才行呢？

隨著年紀愈大，身體代謝本來就會變差，
沒有辦法再提升到過去那樣的代謝率。

事實上，這種想法根本是

天大的誤解。

「提升代謝飲食法」
指的不是減少身體不必要的熱量，
而是透過飲食攝取身體必要的營養素。換句話說，

這不是一種「減法」，
而是一種「加法」飲食。

各位動不動就嘗試的「飲食控制」，
本身就是一種會促使「代謝變差」的行為，
也是造成不容易瘦下來的主因。

提升代謝力的十大飲食守則

① 50%的飲食以蛋白質為主

② 吃東西要細嚼慢嚥，因為唾液就是源源不絕的瘦身精華液

③ 蛋吃再多也沒關係！

④ 不要被假健康的加工食品給騙了

前言

為什麼年紀愈大愈難瘦？

隨著年紀漸長，人會慢慢開始感受到身體的老化。比以前更難瘦下來，肌膚變得乾燥、粗糙而鬆弛，身體動不動就不舒服，容易疲倦……

這些老化現象，都和「代謝力」息息相關。

代謝指的是人體中一連串的運作過程，當身體進行代謝時，會將食物的營養素轉換為能量儲存或消耗，並藉由體內原本的能量與酵素所產生的化學反應來活動肌肉與內臟。透過代謝，身體也會產生激素以維持生命活動。

以減重為例，年輕時只要稍微少吃一點並搭配運動，就能如願瘦下來。現在則完全不是這麼一回事。這就是身體代謝變差所導致的變化。

二十幾歲時減重，就算每天運動量不足，也不太會瘦到肌肉。不僅體內營養充足，身體也會確實分泌激素，因此能獲得預期的瘦身效果。然而，一旦到了四、五十歲，卻怎麼也瘦不下來了。

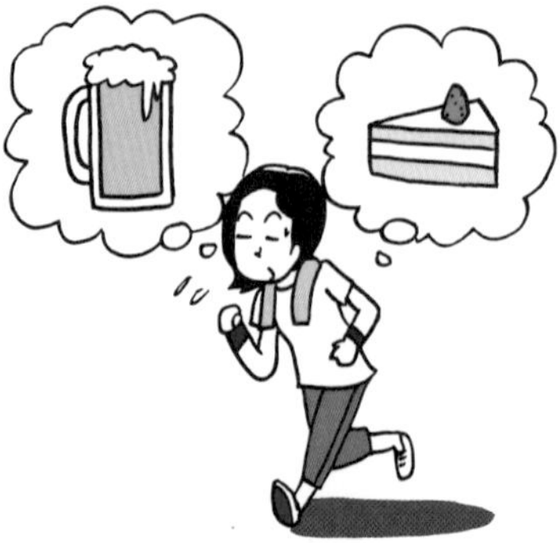

不過，若仗著年輕容易瘦而就此鬆懈，事實上，只能說這種想法太天真了。近來有愈來愈多女性因為減重飲食不正常，盡吃些甜食或垃圾食物等不營養的東西，對於肉類、魚類等高營養食物卻不怎麼愛吃。

這種飲食方式雖然熱量攝取得少，但相對地也沒有攝取到營養素，雖然會瘦，身體肌肉量卻太少，結果便是造成所謂隱性肥胖的人愈來愈多。

隱性肥胖的人很多就像水腫嚴重而看不到腳踝的魔法使莎莉（譯註：《魔法使莎莉》為日本漫畫家橫山光輝的作品，後來改編為電視卡通。由於繪畫緣故，女主角莎莉的腳看起來就像沒有腳踝一樣，於是後來衍生出「莎莉腳」一詞，形容下半身水腫而看不到腳踝的人），手腳雖然很細，小腹卻很大，體型看起來十分不勻稱。不少隱性肥胖的人也都有虛冷症、便秘、貧血、生理期不順、無月經及不孕等健康問題。

這些健康問題一天不解決，上了年紀之後便會導致更年期障礙及生活習慣病，還會提高罹患失智症的風險。

如果只在意減輕體重，就算不健康地減到身體肌肉和水分，也會樂觀以對，因此容易誤把體重愈來愈輕當成一件好事。

不過，這種方式即使真的會變瘦，事實上卻是一種「消瘦」，將引發各種身體狀況。舉例來說，看到體重機上的數字迅速變少就感到開心，於是吃得愈

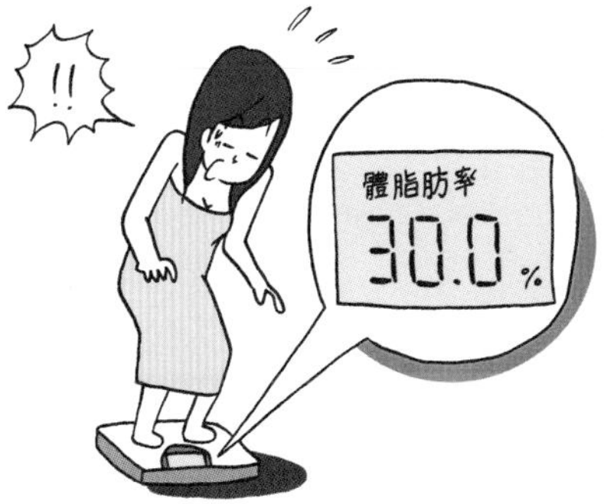

來愈少，最後罹患厭食症。這些都不是我們樂於見到的狀況。

「健康瘦身」原本指的是只減少體脂肪而盡量維持身體本來的肌肉和水分，倘若體重在短時間內迅速減少，就應該懷疑是否在減重過程中營養攝取不足。

以本書所提供的飲食方法來減重，多數人在一開始的一至兩週內大概都可以瘦下兩公斤。但這也因此造成大家的誤解，以為接下來還能繼續以這樣的速度瘦下去。

「一開始很快就瘦了兩公斤，可是之後卻停止不動了……」這種現象非常正常，因為一開始減少的並不是體脂肪，而是體內不必要的老舊廢物等水腫罷了。

水腫本來就是體內不必要的廢物堆積，當身體代謝變差，這些東西就會全部囤積在體內。

不過，一旦代謝好轉，這些老舊廢物就能排出體外，體重也會跟著變輕。也就是說，身體這時候才剛準備好要開始減掉體脂肪。

一公斤的體脂肪相當於七千兩百大卡，因此只要持續每天減少兩百五十大卡，一個月就會瘦下一公斤。這是最不會對身體造成負擔的減重方法。就算瘦得再快，身體一個月最多也只能瘦掉原本體重的百分之五，若是超出這個比

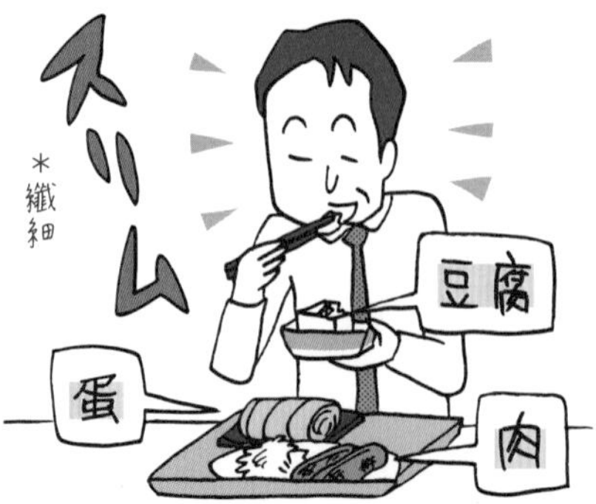

例，很有可能就是減到肌肉和身體必需的水分。

不過，有時雖然代謝變好了，體重卻完全沒有變化。這種情況可能是因為原本身體肌肉量少的人正在增加肌肉，有時則是因為隨著各人狀況不同，目前這樣正好是最健康的理想體重。

如果理想體重低於目前體重，就必須在健康的原則下針對飲食攝取進行調整。

當然，這種飲食減量的方法前提必須是在代謝能力已確實提升、且不會對身體造成傷害的範圍內進行，如此一來才不會產生任何健康上的問題。

本書內容希望能教導大家以正確的方式妥善控制飲食，讓身體不只變瘦，身體機能也能獲得提升，更輕鬆自在地達到保持完美體型的目標。

森拓郎

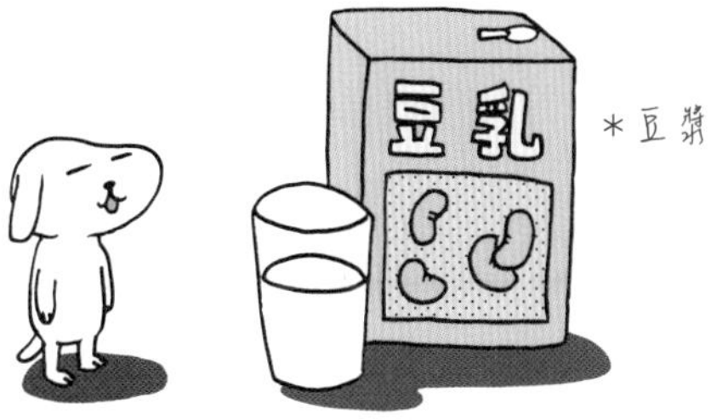

CONTENTS

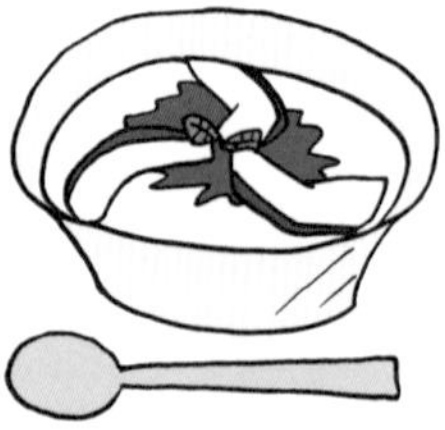

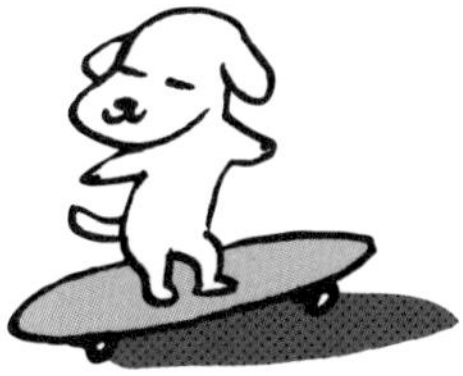

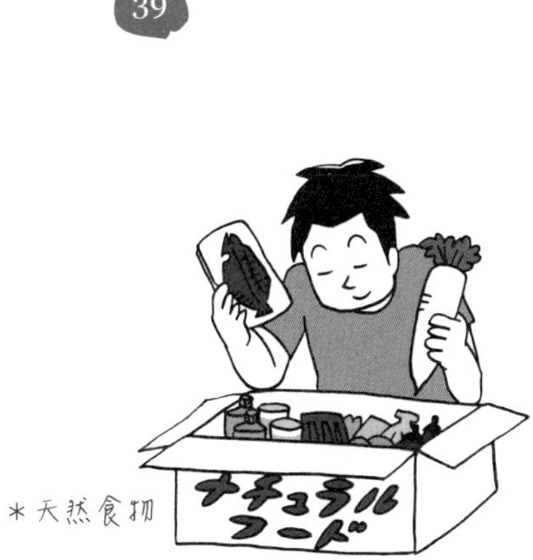
ナチュラルフード
＊天然食物

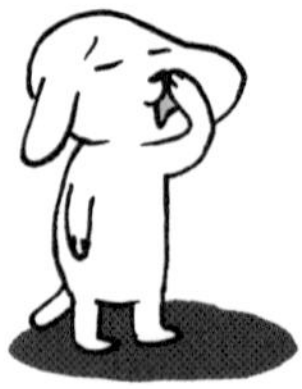

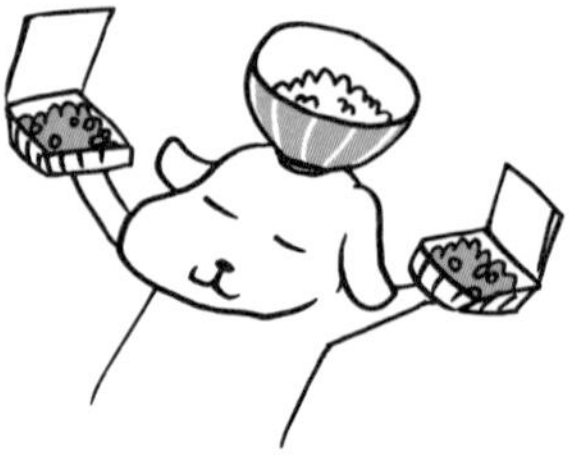

3章

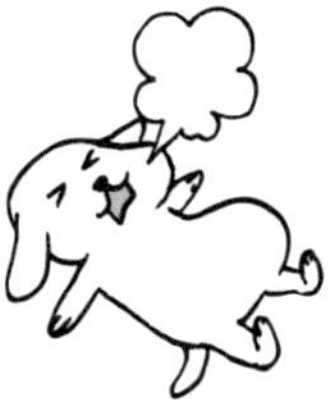

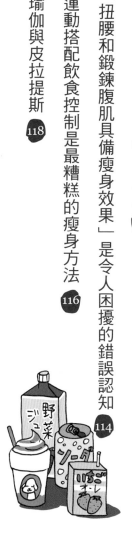

野菜
ジュ
いちご
オ・レ

4章

肥胖飲食習慣診斷室 119

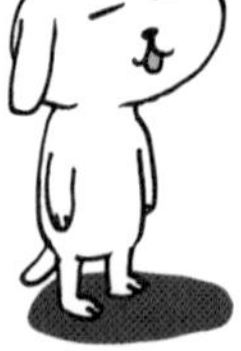

1章

40歲以上的人
只要提高身體代謝力，
一樣可以輕鬆享瘦！

「代謝」究竟是什麼？

「我的飲食和年輕時完全一樣，可是怎麼最近贅肉突然愈來愈多了。」

「我都這麼努力減重了，卻完全瘦不下來。」

「難道我這輩子就註定永遠是個胖子嗎……」

不只是你，很多人都有這些焦慮。

減重是否能成功，和「代謝」有非常密切的關係。

我想大家一定常聽到「代謝」（metabolism）這個詞，「代謝」在字典裡的意思是：「身體為了獲得維持生命活動所需的能量，以及合成成長所需的有機物質，而在體內進行的所有生物化學反應的總稱。」簡單來說，就是**身體使用所攝取到的營養素的過程**。

以中午吃了牛排為例，身體將肉的蛋白質轉化為肌肉、肌膚、骨骼、血液等構成身體要素的過程，就是代謝。又或者，米飯所含的醣質（碳水化合物）在體內轉換成葡萄糖以作為日常活動及運動時的能量消耗，這也是一種代謝。

其中，以「提升代謝達到瘦身」為目標大家最關心的，應該就是「消耗能量的代謝作用」了。

消耗能量的代謝作用可分為三大類（圖1）。

在一般日常生活中，這三種代謝作用所消耗的能量比例分別是，基礎代謝佔六至七成，身體活動代謝佔二至三成，飲食生熱效應（Diet－Induced Thermogenesis, DIT）佔一至兩成。

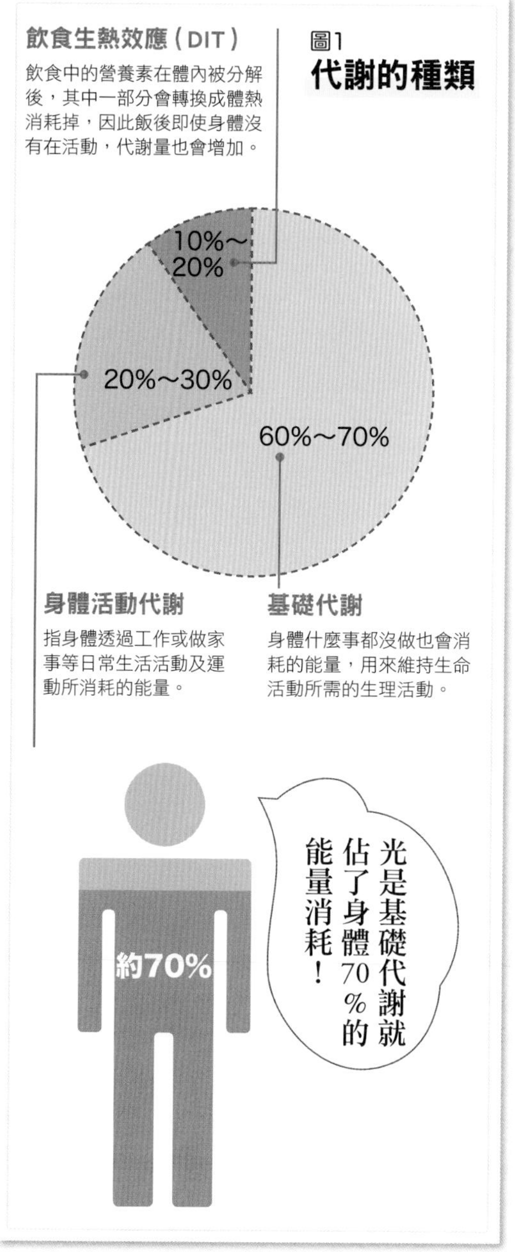
圖1
代謝的種類
飲食生熱效應（DIT）
飲食中的營養素在體內被分解後，其中一部分會轉換成體熱消耗掉，因此飯後即使身體沒有在活動，代謝量也會增加。
10%～20%
20%～30%
60%～70%
身體活動代謝
指身體透過工作或做家事等日常生活活動及運動所消耗的能量。
基礎代謝
身體什麼事都沒做也會消耗的能量，用來維持生命活動所需的生理活動。
約70%
光是基礎代謝就佔了身體70%的能量消耗！

何謂燃燒體脂肪？

接下來要介紹一個很重要的觀念——身體三大營養素。

身體三大營養素指的是**碳水化合物（醣質）**、**脂質和蛋白質**。身體活動時所消耗的能量、也就是俗稱的卡路里，主要來自於醣質和脂質。

人在活動時因應不同需求，身體會從醣質和脂質中擇一作為主要能量來源。

而所謂的燃燒體脂肪，從體「脂肪」一詞中便能得知，身體主要是以消耗脂質作為能量來源，也就是處於「脂質代謝」的狀態。

人體血液中含有膽固醇和三酸甘油酯等脂質，而「脂質代謝」指的便是身體將這些脂質拿來有效利用，換言之也就是正常的血液循環。

提高代謝減重法等於是藉由基礎代謝來達到瘦身目的，因此很重要的一點是，**必須讓身體保持在燃燒體脂肪作為能量消耗來源的「脂質代謝模式」**。

不過，「脂質代謝」會在某些情況下停止運作，也就是當身體處於「醣質代謝模式」時。

當身體攝取太多富含醣質的食物，造成體內累積過多糖分時，身體就會轉換成「醣質代謝模式」。醣質轉換成血糖、從肝臟釋放到血液中會造成體內血糖上升，血液中含有過多糖分會對血管和其他細胞造成傷害，為了避免這種情況發生，就必須將血糖降至正常值以下。

而負責將上升的血糖降回正常值的，是一種名叫胰島素的激素。

當胰島素大量分泌時，身體會以醣質代謝為優先而暫停分解體脂肪。

脂肪屬於囤積型的能量，糖分卻是來得又急又快。血液中醣質含量過多或過久都會造成危害，因此唯一的方法就是盡早消耗掉，或是轉換成三酸甘油酯儲存起來。倘若平時的運動量足以消耗體內過多的醣質，便不會造成傷害。但事實上，要消耗如此大量的醣質，也不是一件簡單的事。

想提高脂質代謝、燃燒體內的體脂肪以轉換成能量，就必須攝取蛋白質和脂質。攝取蛋白質和脂質並同時控制醣質攝取，將有助於身體脂質代謝進行得更順利。

或許有人會疑惑，既然都要消耗體脂肪，為什麼還要攝取脂質？事實上，脂質和醣質不同，身體消耗剩餘的醣質會轉換成三酸甘油酯囤積在體內，但脂質有個很大的特性是，身體消耗完剩餘的部分可以排出體外，不會堆積在體內。不過有一點必須注意的是，當體內醣質過多引起胰島素大量分泌，也就是身體處於代謝醣質模式時，這時多餘的脂質便會和消耗剩餘的醣質一起轉換成體脂肪囤積在體內。

身體隨著年紀增長而「代謝」變差的原因

人隨著年紀增長，「代謝」確實會愈來愈慢，更不容易瘦下來，這是自然界的定律。以車子來作為比喻，一部車跑了四十年，自然許多零件會開始產生老舊或折損的問題。車子老舊就得更換新零件，換成人類來說，更換新零件就等於是身體進行新陳代謝作用（圖2），也就是針對體內三十七兆個細胞進行汰舊換新。

新陳代謝的速度和能力會隨著年紀毫不遲疑地往下降。除此之外，飲食習慣和環境所帶來的氧化壓力也會造成細胞「受傷」。當一萬個細胞當中死了兩千個，剩餘的細胞就必須想辦法擔起原本一萬個細胞的工作量。可是，剩餘的這些細胞在長時間使用下也已經開始老化、受損……這就是一般認為造成「代謝變差」的原因。

雖然代謝會隨著年齡愈來愈差，但也不必因此就自暴自棄地拖著滿身贅肉和代謝不良的身體過一輩子。

我們無法使細胞回復年輕，卻有方法可以讓**隨著年紀持續下降的代謝功能回到以往的狀態**。

其中負責發揮作用的，正是本書內容的關鍵重點——飲食。因為構成人體約六十兆個細胞的主要成分，正是「你所吃下去的每一樣東西」。

「提升代謝」指的就是妥善運用體內囤積的能量和養分。接下來，就讓我們一起來打造一個能夠達到這個目標的身體吧。

圖2 新陳代謝的過程

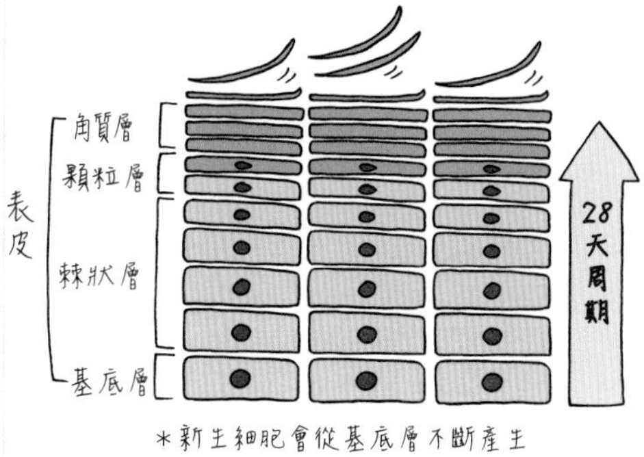
角質層
顆粒層
表皮
棘狀層
基底層
28天周期
*新生細胞會從基底層不斷產生

圖3 代謝與肥胖的關係

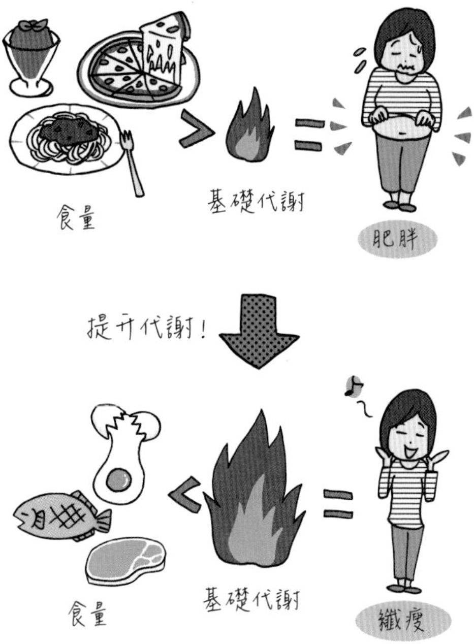
食量
基礎代謝
肥胖
提升代謝！
食量
基礎代謝
纖瘦

二十歲和四十歲的身體差異竟然如此之大！

近來，有些「外表看來只有二十幾歲的中年女性」，也就是所謂的「美魔女」引起不少話題。我並非要對她們的努力和活躍潑冷水，不過，雖然外表看起來很年輕，但身體年齡卻騙不了人。說得明白一點，二十歲和四十歲的身體其實差異非常大。

首先，以活動身體的肌肉來說，人體的肌肉量在二十歲時達到巔峰，過了三十歲以後，假設沒有做任何預防措施，肌肉量**將會以每年1%的速度漸漸減少**。

很多人都知道，肌肉減少所帶來的負面影響就是基礎代謝率變少。

除此之外，女性分泌女性荷爾蒙的方式也會產生極大變化。**體內的女性荷爾蒙必須保持在適量狀態，太多或太少都會造成肥胖**。不過，女性一旦過了四十歲，女性荷爾蒙分泌會逐漸減少，相對地男性荷爾蒙會開始增加，造成的後果便是和中年男性一樣容易形成內臟脂肪。

再者，無論男女，人只要年過四十，**內臟功能都會變差**。

一旦上了年紀，消化吸收能力一定會不如以前，因此即使蛋白質攝取量不變，四十歲的肌肉生成量一定不可能像二十歲時那麼多。

但令人恨得牙癢癢的是，雖然身體機能不如以往，**卻唯獨具備維持生命作用的脂肪吸收能力絲毫沒有減退，反而還變得更容易堆積了**。

年輕時的身體處於「巔峰」狀態，身體細胞十分健康、有活力，因此就算平時生活多少有些放縱，也不太會產生明顯的不良影響。但上了年紀之後，如果心態還是跟年輕時一樣，繼續維持相同的飲食習慣，身體代謝一定會一落千丈。

這也是為什麼明明飲食方式和內容都和年輕時一樣，卻變得很難瘦下來的原因。

圖4 為什麼40歲比20歲還難瘦下來？

右圖是女性從 20 歲到 50 歲的身體代謝變化。20 幾歲時的基礎代謝標準值是 23.6，以體重 50 公斤來計算，基礎代謝率便是 1180 大卡（50 公斤 x23.6=1180 大卡）。50 歲之後，身體的基礎代謝標準值減少至 20.7，因此即使體重一樣是 50 公斤，基礎代謝率卻大幅減少到只剩 1035 大卡。

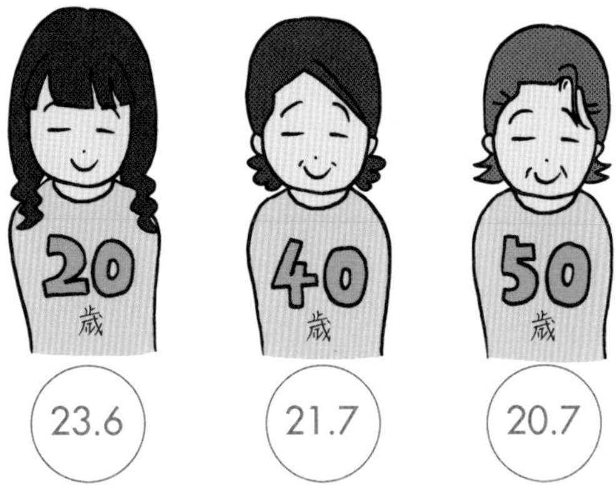

＜基礎代謝標準值（大卡／公斤／日）＞

你的身體或許已經產生「代謝異常」了!?

健康檢查時偶爾會聽到「metabolic syndrome」這個詞，指的不單只是「腹部贅肉豐滿型肥胖」，事實上，「metabolic」的意思是「代謝」，「syndrome」則是「症候群」，因此「metabolic syndrome」所指的便是**罹患「代謝症候群」的人（圖5）**。

人體本來就具備自動調節的功能，一旦體脂肪增加太多，身體自然會抑制食慾以避免變得太胖。其中負責發揮這種抑制食慾作用的成分之一，是一種稱為「**瘦體素**」（leptin，又稱為「瘦素」）的激素。

不過，當生活中攝取過多活性氧物質、醣質及劣質油（含氧化脂質與反式脂肪）時，不均衡的飲食會造成身體產生氧化壓力。氧化壓力會破壞身體接收瘦體素的作用，造成無法再接收到危險訊號，也就是產生「瘦體素阻抗」，這便是「代謝異常」的其中一種症狀。

本書的主旨是「不靠運動、完全以飲食達到提升代謝的目的」，意思便是將長年因為錯誤飲食習慣而產生偏差混亂的生理機能，藉由正確的飲食方式恢復原本的正常狀態。

圖5 **何謂代謝異常？**

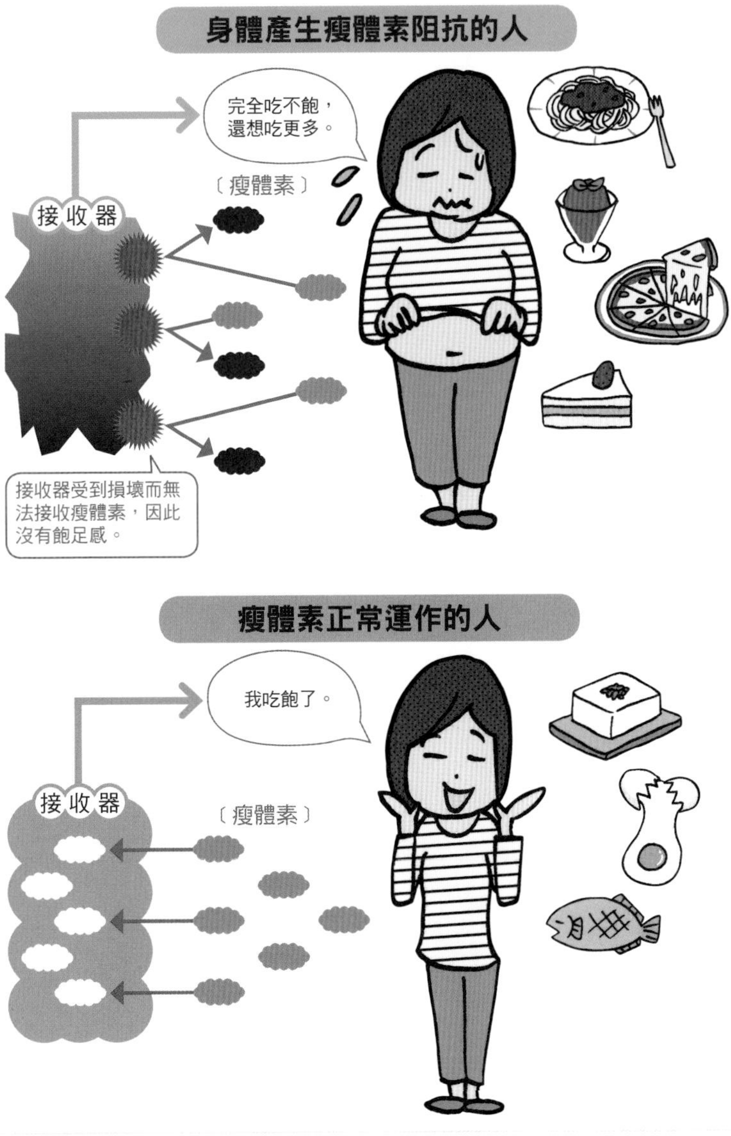
身體產生瘦體素阻抗的人
完全吃不飽，
還想吃更多。
〔瘦體素〕
接收器
接收器受到損壞而無
法接收瘦體素，因此
沒有飽足感。
瘦體素正常運作的人
我吃飽了。
接收器
〔瘦體素〕

你有「醣質中毒」症嗎!?

「我吃得不多，但還是很胖。」這種人很多都是因為醣質中毒。一旦演變成醣質中毒，如果不認真改變飲食習慣，不僅瘦不下來，甚至可能會損害健康而罹患糖尿病。

醣質分為很多種，除了白砂糖以外，澱粉、果糖、蜂蜜等也都是醣質。其中最危險的是「高果糖玉米糖漿」（high-fructose corn syrup），在日本又稱為「異性化糖」，是一種混合了果糖和葡萄糖的物質。高果糖玉米糖漿在身體中會被快速吸收，造成血糖急速上升，連帶還會產生毒性強烈的「毒性最終糖化蛋白」（toxic AGEs）。

醣質的問題在於，當身體習慣攝取醣質後，一旦攝取不足，人就會變得焦躁不安。這時候只要再吃甜食就能獲得滿足，焦躁的情緒也能因此冷靜下來。

事實上，這種滿足的幸福感其實是大腦麻醉劑腎上腺素分泌所造成的感覺。而**醣質中毒的人，很多就是對這種幸福感上癮而產生依賴症狀**。

一旦攝取過多身體不必要的醣質，將造成肌肉和肝臟中過多的醣質堆積到脂肪細胞中。而麻煩的是，脂肪細胞會無止境地囤積醣質。也就是說，醣質攝取過多會造成身體不斷分泌胰島素，連帶地也會使得體脂肪不斷增加。

圖6 正常

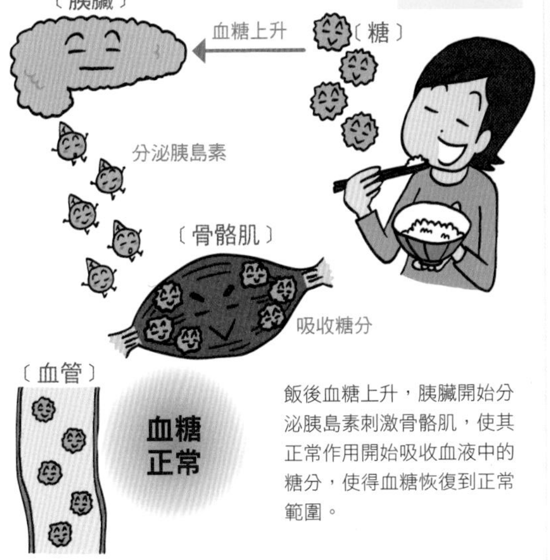
〔胰臟〕
血糖上升
〔糖〕
分泌胰島素
〔骨骼肌〕
吸收糖分
〔血管〕
血糖正常
飯後血糖上升，胰臟開始分泌胰島素刺激骨骼肌，使其正常作用開始吸收血液中的糖分，使得血糖恢復到正常範圍。

圖7 高血糖

〔胰臟〕
血糖上升
〔醣〕
分泌胰島素，不過……
〔骨骼肌〕
無法吸收太多糖分
〔血管〕
形成高血糖
胰島素和正常狀況一樣因為血糖上升而分泌，但骨骼肌卻無法正常吸收糖分，造成血糖持續過高而形成高血糖。

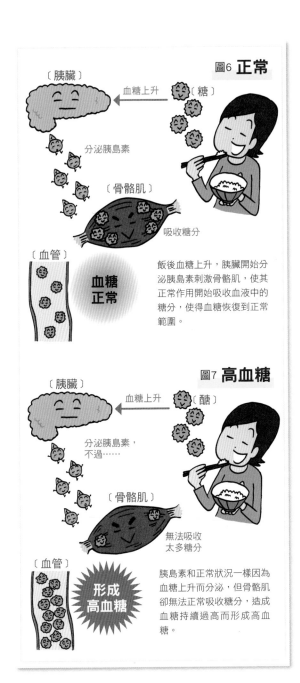

引發代謝異常的不良生活習慣

或許有些人會想知道自己的代謝力究竟如何，但很可惜的是，代謝並不像體重和體脂肪有正確的標準。不過相對地，我們可以列舉出容易引發代謝異常的不良生活習慣。

首先是**營養不良**（圖9）。

或許大家會質疑，在如今這個飲食不虞匱乏的時代，竟然還會有人會營養不良。但事實上，代謝所需的營養素不足確實會造成代謝異常。

這裡所謂的營養不良，正確來說應該是「營養不足而能量過剩」。**身體代謝需要蛋白質、脂質、維生素及**

圖8 **引發代謝異常的生活習慣**

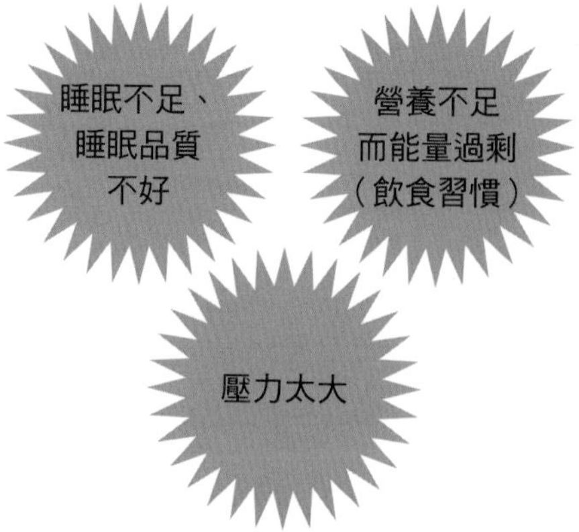
睡眠不足、睡眠品質不好
營養不足而能量過剩（飲食習慣）
壓力太大

礦物質等營養素，當這些營養素攝取不足，而只能轉換成能量的醣質攝取過多時，身體就會處於**「營養不足而能量過剩」**的狀態。

看到這裡大家是否都想到了呢？喜歡甜點，正餐只吃麵包、麵類或蓋飯等碳水化合物、一大堆加工食品……這種飲食生活不斷持續下去，結果便是導致代謝異常。

吃下超乎身體所需的過多醣質也會使得糖分轉換成脂肪，儲蓄在脂肪細胞中而形成贅肉。而且醣質還會影響瘦體素作用，使身體產生氧化壓力。

除了飲食習慣以外，**有睡眠不足傾向而睡眠品質不好，或是壓力太大**等各種生活習慣，同樣也會容易引發代謝異常（圖8）。因為一旦生理或心理無法妥善恢復，就會造成自律神經失調，連帶也會影響到代謝功能無法正常運作。

圖9　**飽食時代中的營養不良**

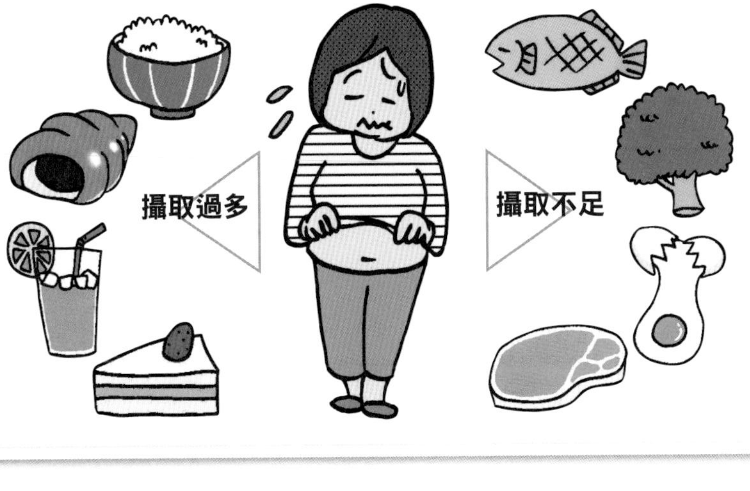

只靠運動提升代謝效率太慢了！

提升基礎代謝可以讓身體變得更容易瘦下來。

這是在減肥瘦身業界中一直以來就存在的一種定論，其中基礎代謝指的是身體維持生命活動（包括內臟功能、保持體溫等）會消耗的最少能量。就像現在各位坐著靜靜看書，甚至是睡覺時，基礎代謝都會消耗掉身體微量的能量。

光是活著，身體脂肪就會自動燃燒消耗。就某方面來說，這也是一種優點。

若想提高基礎代謝以增加每天消耗的熱量，讓身體變得更容易瘦下來，這時候最先可以想到的方法便是藉由運動增加肌肉量。

肌肉是活動身體最大的動力來源，也就是說，活動肌肉會消耗掉非常多能量。再加上肌肉佔了身體約兩成的基礎代謝率，因此透過增加肌肉來提高基礎代謝率的想法確實沒有錯。

不過，平時沒有運動習慣、身體幾乎沒有任何肌力的人，想透過增加肌肉來提升基礎代謝率，其實是一種非常沒有效率的做法。**就連有實力和經驗的健美運動員都必須花將近一年的時間才有辦法增加一至兩**

公斤的肌肉，可見這是一件需要花費非常多時間和體力的事。

我身為一個健康運動指導員，自然不會否定運動這件事，只要有興趣，當然最好能夠保持運動習慣。

不過，在這裡我也要肯定地告訴大家，**倘若你的目的是為了「提高代謝力」，與其拚命努力運動，不如改變飲食習慣，效果會更快速！**

圖10 **標準基礎代謝能力**

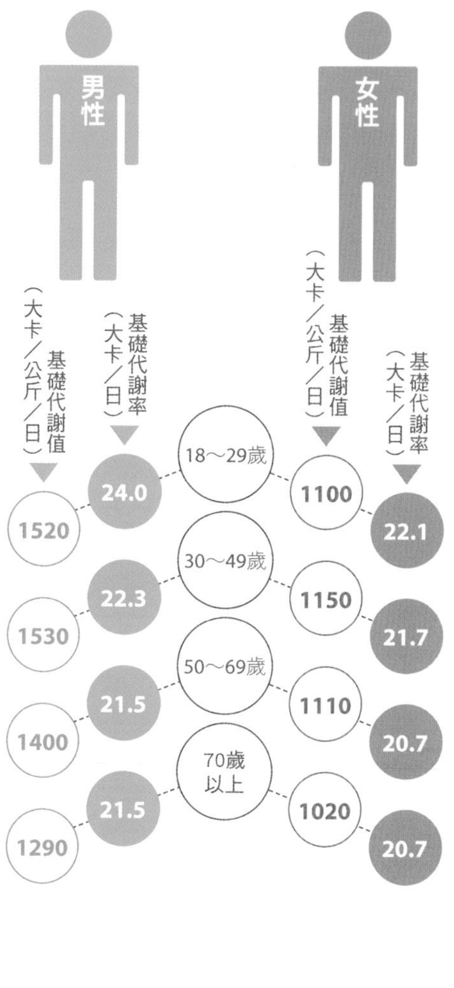
男性
女性
基礎代謝值（大卡／公斤／日）
基礎代謝率（大卡／日）
18～29歲
30～49歲
50～69歲
70歲以上
1520
24.0
1100
22.1
1530
22.3
1150
21.7
1400
21.5
1110
20.7
1290
21.5
1020
20.7

（參考日本厚生勞動省 2015 版「日本人飲食攝取基準」）

想提升代謝，攝取蛋白質就對了！

從結論來說，本書所要傳達的重點只有一個：

「想提升代謝、打造一輩子不會發胖的身體，最重要的就是攝取蛋白質。」

接下來就說明為什麼三大營養素中蛋白質會如此重要。

① 蛋白質攝取不足會引發肥胖連鎖效應

蛋白質是構成身體所有構造的要素，包括代謝時所需的肌肉，以及肌膚、毛髮、骨骼、內臟等。前述曾提到，光是肌肉就佔了身體兩成的基礎代謝，因為肌肉是個會消耗許多能量的大型活動引擎。

瘦身的人都會覺得蛋白質「熱量高」，因此對富含動物性蛋白質的肉類敬而遠之，只吃蛋白質較少的蔬菜沙拉。**這種錯誤的飲食控制會導致蛋白質攝取量不足，身體於是開始分解原本用來代謝的肌肉。**

靠運動增加肌肉的做法非常沒有效率，相對地，肌肉不斷減少同樣也不是一件好事，因為如此一來會使得每天基礎代謝的消耗熱量變少，身體於是變得更不容易瘦下來。

為了瘦身而採取低卡路里與低蛋白質的飲食，結果只會招來意想不到的「肥胖連鎖效應」。

② 攝取蛋白質有助於燃燒脂肪

飯後身體代謝功能會上升，稱為「飲食生熱效應」（DIT）。也就是說，吃完飯只要靜靜坐著，什麼都不用做，身體就會燃燒脂肪。等於吃東西就能消耗熱量，是一種有益瘦身的代謝作用。

有項實驗數據顯示，三大營養素對於飲食生熱效應的提升效率分別是，**碳水化合物（醣質）10％，脂質10％，蛋白質30％**。換言之，**攝取蛋白質含量多的食物更能消耗熱量**。

圖11 重新審視PFC均衡攝取量

政府所建議的P（蛋白質）F（脂質）C（碳水化合物）均衡攝取量是以米飯為主，也就是傳統日本飲食方式。這種方式當然也能達到飲食均衡，打造健康的身體。但如果是為了提升代謝，必須再多加一點工夫。重點是盡量多攝取蛋白質就對了。不過還是要注意，整體的攝取量一定不能減少。

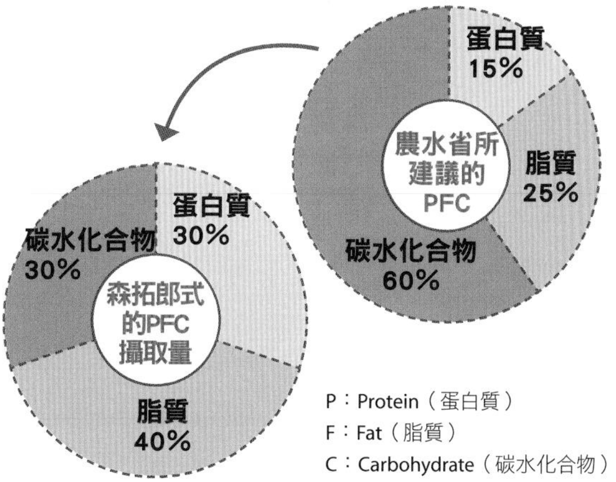
農水省所建議的PFC
蛋白質 15%
脂質 25%
碳水化合物 60%
森拓郎式的PFC攝取量
蛋白質 30%
碳水化合物 30%
脂質 40%
P：Protein（蛋白質）
F：Fat（脂質）
C：Carbohydrate（碳水化合物）

可幫助代謝和影響代謝的飲食

簡單來說，「可幫助代謝的飲食」就是**攝取富含各種營養素的食物，包括形成肌肉的蛋白質、促進脂肪燃燒的優質脂質，以及代謝所需的維生素和礦物質**。

相反地，「影響代謝的飲食」就像前述所說的，**飲食中營養素太少，造成代謝異常的醣質太多，或是使用植物油脂等劣質油的食物等**。

醣質指的不只是砂糖、果汁等食物，也包括米飯、麵包、烏龍麵等碳水化合物以及水果。現代幾乎所有人的醣質攝取都過量，尤其飲食習慣以碳水化合物為主的人更要注意，並不是自認為不吃甜食就能安然無事。

另外也要注意加工食品和垃圾食物。

建議攝取食物！！

紅肉 牛肉、豬肉、雞肉、羊肉、馬肉等	海藻類 海帶芽、昆布、羊栖菜、海蘊等
雞蛋 蛋類以含有Omega-3脂肪酸的雞蛋最佳	菇類 香菇、鴻喜菇、舞菇、杏鮑菇等
海鮮類 建議最好選擇竹筴魚、沙丁魚、秋刀魚等青背魚	堅果類 杏仁、核桃、芝麻等
蔬菜 盡量攝取富含胡蘿蔔素的黃綠色蔬菜	水果 以果糖含量少的酪梨、芭樂等為主

說到加工食品和垃圾食物的缺點，根本列不完。首先，食品添加物會造成身體發炎，阻礙有助於代謝的激素產生作用，還會破壞腸道。另一方面，這些食品添加物所製造出來的人工甜味和風味也會打亂正常的味覺和食慾，更別說其中維生素和礦物質含量根本很少。

日常飲食中很難完全避開食品添加物，不過我們可以**盡量挑選接近食材原本狀態的東西，或是食用前細讀成分標示**，藉此減少吃到劣質加工品的機會。

另一個同樣最好避免的東西是以醣質和脂質為主的食物，例如咖哩和蓋飯就是最好的代表。同時吃下醣質和脂質會使得身體從脂質代謝轉換為醣質代謝模式，無法代謝的脂質就會囤積在體內。也就是說，請大家一定要謹記，**「醣質＋脂質」正是製造肥胖的最大組合**。

建議避免攝取！！

炸物 炸雞塊、天婦羅、豬排、可樂餅等	零食類 洋芋片或巧克力餅乾等加工食品	精製糖 所謂的白砂糖。料理時必須盡量少用。
反式脂肪 人造奶油、起酥油、垃圾食物	速食 漢堡、薯條等。要注意所使用的油。	異化性糖 高果糖玉米糖漿，或稱為葡萄糖異構糖漿。
加工肉品 香腸、火腿等都含有許多添加物	方便食品 如泡麵和冷凍食品。要注意所使用的油。	無酒精飲料 加味飲料，要留意是否有添加人工甘味劑或異化性糖。
釀造酒 啤酒、清酒、甜葡萄酒（尤其是白酒）	植物油 Omega-6脂肪酸。以沙拉油為代表。	果汁 特別注意濃縮還原果汁。

Column…①

肌肉與脂肪

～肌肉會轉變成脂肪 !? ～

我們經常可以見到許多中年發福的男性沉醉在過去完美體格的回憶中不停緬懷：「我年輕時也是肌肉很發達、體格很好，只是現在全變成脂肪了。」

事實上，肌肉和脂肪是完全不一樣的組織結構，因此肌肉根本不可能轉變成脂肪。這就像得意地說自己「受傷後重新接起來的骨頭突然變成肌肉」一樣，都是毫無根據的說法。

這種身體變化正確的說法應該是，「肌肉變少，脂肪取代原本的肌肉而變多了。」

以相同體積的肌肉和脂肪來說，肌肉的重量是脂肪的1.2倍，因此外表看起來身體的結實度也不一樣。

人上了年紀之後，就算維持和年輕時一樣的體重，但由於肌肉和脂肪的比例已經改變，外表看起來會猶如變了一個人。

順帶一提，各位知道自己平時所攝取的多餘熱量會轉換成多少「贅肉」嗎？

以1公斤的體脂肪相當於7200大卡來計算，假設吃下500大卡的巧克力，差不多只等於1/14公斤，也就是僅僅增加了幾十公克左右的脂肪而已。

換句話說，所吃下的食物要累積到能實際感受到「變成贅肉」，需要花上非常久的時間，甚至不只是一兩個星期，而是幾個月或幾年。

長時間吃錯東西所累積下來的脂肪，要想在短時間內就減掉而變瘦，根本就是一件不可能的事。

2章

提升代謝力的十大飲食守則

以蛋白質為主 50%的飲食

自覺身體代謝不好的人，在今天晚餐之前應該做的事就是快去購買富含蛋白質的食物，包括肉類、魚類、蛋等動物性食物，以及納豆、豆腐等豆製品。

在厚生勞動省與農林水產省所共同公布的「飲食均衡建議指南」中，理想的**均衡PFC**[01]為蛋白質：脂質：碳水化合物（醣質）＝15：25：60。不過，在**森拓郎式提升代謝飲食**[02]當中，我將這個比例調整成為30：40：30，也就是以「高蛋白質，低醣質」的飲食為主（以食物能量率來計算）。

一般人點菜時習慣先考慮主食，例如「吃飯、吃義大利麵還是烏龍麵？」。但今後請大家拋開這種思考方式，改以**「主菜吃什麼」**來決定菜單。

主要挑選富含動物性蛋白質的肉類、魚類和蛋，再搭配植物性蛋白質豐富的納豆或豆腐等豆製品。簡單來說，只要一餐中50%以蛋白質為主即可。

POINT 01

均衡PFC

PFC分別取自protein（蛋白質）、fat（脂質）、carbohydrate（碳水化合物）的字首所組合。均衡PFC代表的是三大營養素在每日飲食攝取能量中各自所佔的比例。

POINT 02

森拓郎式提升代謝飲食

透過飲食提升身體代謝最好的方法是，增加攝取構成身體要素的蛋白質，減少只能轉換成能量的脂質。在森拓郎式飲食標準中，蛋白質必須佔40%，脂質和醣質則各佔30%。

改變飲食的決定順序

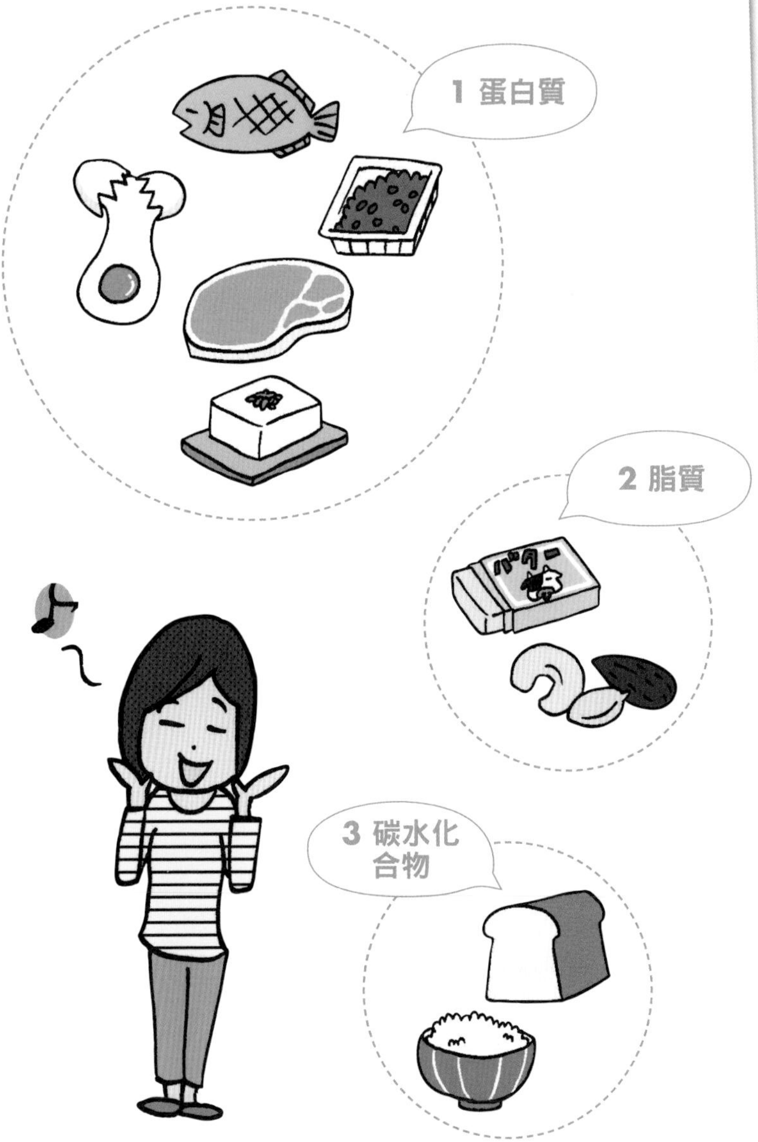

動物性蛋白質和植物性蛋白質的比例為7：3

富含蛋白質的肉類、魚類和蛋等，正好也含有代謝所需的脂質、維生素及礦物質等有效營養素。

於是說得極端一點，只要攝取動物性蛋白質，就能以最理想的方式吃到健康生活所需的所有營養素。

換句話說，「攝取肉類、魚類和蛋能提高身體代謝，使人變得健康有活力。」不過，這種飲食方法不但成本太高，料理的變化也比較少，無法享受到飲食的樂趣。

於是我想到的方法是，「以植物性蛋白質來補充無法以動物性蛋白質補足的份量。」

大家可以以**七成的肉類、魚類和蛋，搭配三成的納豆、豆腐、豆漿、味噌湯等方便食用的植物性蛋白質**，以這樣的方式來設計菜單。

絕對嚴禁因為「擔心熱量太高」或「會胖」而將兩者的比例對調，也就是減少吃肉並攝取大量豆腐等豆製品。

如果真心想提升身體代謝力，最重要的一點是**必須拋棄熱量和體重的迷思**。

我也有這種煩惱！

吃飯時間不正常……

三餐均衡攝取才是最理想的方式

忙碌的上班族最常見的飲食方式是，白天太忙無法好好吃飯，到了晚上，為了挽救一整天不正常的飲食，於是便吃大魚大肉以試圖達到提升代謝的目的。

利用三餐來截長補短雖然沒有錯，但像這樣將蛋白質過度集中在某一餐攝取，實在不是一種恰當的方式。

蛋白質攝取量無上限

飲食的50%必須以蛋白質為主。這麼說應該還是有人不清楚實際上究竟要吃多少才算足夠。

以厚生勞動省所提出的「日本人基本飲食攝取量」來說，成人一天最少必須攝取的蛋白質份量計算方式為每一公斤體重必須攝取一公克的蛋白質。以體重五十公斤的女性來計算，一天最少就必須攝取五十公克的蛋白質。

不過，如果是以提升代謝為目的，最好吃得比這個標準還多效果比較好，因此五十公克只能當作是最基本的攝取量。

以目測來說，**牛肉、豬肉、雞肉或海鮮類等，一餐差不多要吃一片手掌大小的份量（約一百公克）**。雖然蛋白質含量會因為肉類或魚類等種類不同而有所差異，但以這個份量來說，大約都含有約二十公克的蛋白質。

一顆蛋的蛋白質含量約有六公克，納豆一盒約有八公克，味噌湯一碗則約有兩公克的蛋白質。

以一天來計算，最好能攝取到兩片手掌大小的肉類和魚類，以及三顆蛋、兩至三道納豆或豆腐料理。

雖然沒有必要三餐都吃得很均衡，但最好將總攝取量50%的蛋白質平均分攤在三餐中攝取。

如果早上沒有時間料理肉類或魚類，不妨試著將一片土司換成兩顆水煮蛋，以這種方式慢慢調整飲食。

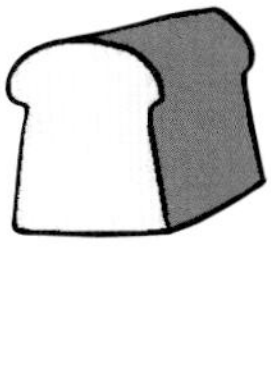

針對「50%的飲食以蛋白質為主」經常會聽到的反駁

吃這麼多蛋白質真的沒問題嗎？

對內臟不會造成負擔嗎？

熱量不會太高嗎？

這樣會有膽固醇的問題吧……

A 為什麼大家就不擔心醣質攝取過多呢？

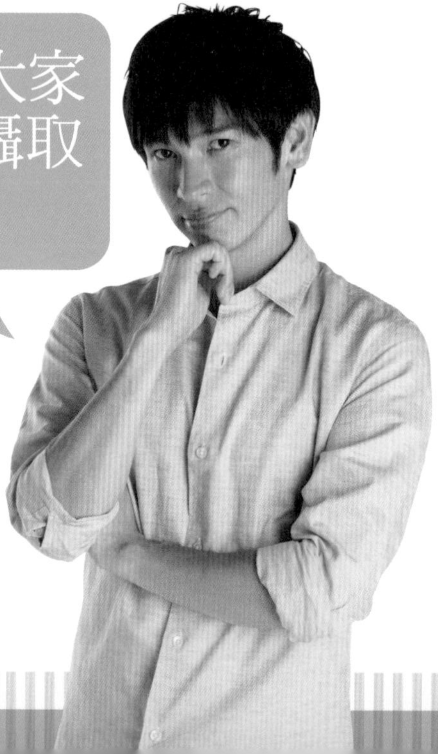

大家要清楚瞭解一件事，比起蛋白質，醣質攝取過多對身體反而才會造成極大傷害。現代人別說是「吃太多」蛋白質了，事實上幾乎所有人的飲食都有蛋白質「攝取不足」的問題。

如果將蛋白質食物實際一字排開在眼前，有些人看了難免會擔心吃這麼多蛋白質真的沒問題嗎？

面對這種疑惑，首先大家要瞭解，**身體代謝不好的人，幾乎蛋白質攝取都嚴重不足**，因此根本不必擔心有攝取過多的問題。

再者，除非是罹患特定疾病的人，否則一般人的蛋白質攝取量完全沒有上限，吃再多也不會對身體造成損害。

話說回來，大家既然會在意吃太多蛋白質，為什麼就不會擔心醣質是否攝取過多呢？尤其是大半飲食都以醣質為主，就連正餐之間也攝取醣質的人，為什麼就從來都沒有意識到自己已經吃下太多醣質了呢？

蛋白質、脂質和碳水化合物（醣質）等三大營養素當中，醣質在人體內只能轉換成能量，對於運動量少、不想堆積體脂肪的人來說，是最沒有用處的營養素。

大家一定要清楚瞭解，醣質攝取過多所帶來的後果，就是變成贅肉。

吃太多蛋白質會對內臟造成負擔嗎？

有些人就算瞭解以上的事實，卻還是對攝取太多蛋白質心有疑慮。其中原因就在於一般人都普遍認為，「吃太多蛋白質會對腎臟和肝臟造成負擔，對健康不好。」

事實上，無論是動物性或植物性蛋白質，三大營養素當中，蛋白質是身體進行分解、消化、吸收作用時最重要的能量來源。

在第 1 章曾經提過，以吃東西消耗的熱量、也就是飲食生熱效應來看，比起醣質和脂質，消耗最多的其實是蛋白質。

但如果因為這個原因而**誤以為「蛋白質不好消化吸收」，所以拒吃，身體代謝將永遠無法提升**。事實上，正因為蛋白質不好消化吸收，身體才會消耗更多能量來進行。也就是說，積極攝取蛋白質可以促使身體不得不提高代謝來排解這些蛋白質。

有些人常說自己「不喜歡吃肉」，或是「吃肉胃會消化不良」。這都是蛋白質攝取不足的最好證明。人體中的消化酵素胃液同樣是由肌肉產生，就和肌肉會促使胃部產生活動一樣。而蛋白質正是形成肌肉的主要來源。

如果因為不喜歡而不吃肉，內臟功能會愈來愈無法適應蛋白質，連帶地消化吸收蛋白質的代謝力也會漸漸變差。

不少人或許會因為年紀大了而減少攝取蛋白質，但我建議年紀愈大，更要盡量比年輕時攝取更多蛋白質。

如同前面說過的，人過了三十歲，肌肉量會以每年1%的速度不斷減少。如果平時不運動，又不攝取蛋白質，將無法阻止肌肉漸漸減少的事實。

肌肉減少所帶來的影響，當然就是身體代謝持續不斷惡化。

不喜歡吃肉就改吃胺基酸營養補給品

就算不喜歡吃肉，只要慢慢從少量的肉類或魚類開始嘗試，身體自然就能適應代謝蛋白質。如果連這樣都做不到，唯一的方法就是補充植物性蛋白質。不過相對地，份量就必須比動物性蛋白質更多才行。

能夠接受植物性蛋白質的人，可以選擇吃納豆、味噌、希臘優格、豆漿或蛋白粉。如果連這些都無法接受，就吃胺基酸營養補給品吧。總之就是從自己覺得可以接受的方式開始嘗試。

不過，植物性蛋白質、也就是豆製品通常都含有大豆異黃酮（isoflavone）。大豆異黃酮最廣為人知的特徵是作用非常類似女性荷爾蒙，女性如果攝取太多，將可能引起荷爾蒙紊亂，必須多加留意。

年紀大的人，有些光靠胺基酸營養補給品並無法改善身體狀況。

蛋白質的英文是「protein」，源自於希臘文中的「proteios」，意思是「第一、最重要」。

許多長壽的人都有攝取肉類的習慣，原因就在於這些人身體代謝的功能十分健全，可以完全消化吸收人體不可或缺的蛋白質。

由此可知，多吃肉對健康一點損害也沒有。

2 吃東西要細嚼慢嚥，因為唾液就是源源不絕的瘦身精華液

「吃東西要細嚼慢嚥」。

這句話大家從小到大不曉得聽過幾百次了。有些人雖然知道咀嚼可以幫助消化，但吃東西時總是一不小心就把道理全拋在腦後。如果你也是這種人，接下來的內容絕對會讓你現在立刻就想動口咀嚼。

近來有項相當受到注目的研究是，人的唾液中含有一種稱為「IGF-1」[03]的成分，也就是**類胰島素生長因子（Insulin-like growth factors）**。**這種成分會在人體中發揮類似胰島素的作用，有抑制血糖上升的效果**。

真正的胰島素在分泌時會集中專心在合成醣質並阻止脂肪分解，不過，IGF-1既可以發揮和胰島素相同的作用，同時卻不會阻礙脂肪代謝，對瘦身來說是非常棒的一種成分。IGF-1還會促使身體產生更多生長激素，可以幫助燃燒體脂肪，增加肌肉。

因此，下次吃飯時記得一定要充分咀嚼，藉此分泌更多唾液。

POINT 03
IGF-1
主要為肝臟受到生長激素的刺激而分泌的一種成分，存在於身體組織、母乳及唾液等液體中，是維持身體健康不可或缺的物質。

咀嚼分泌唾液與飽食中樞的關係

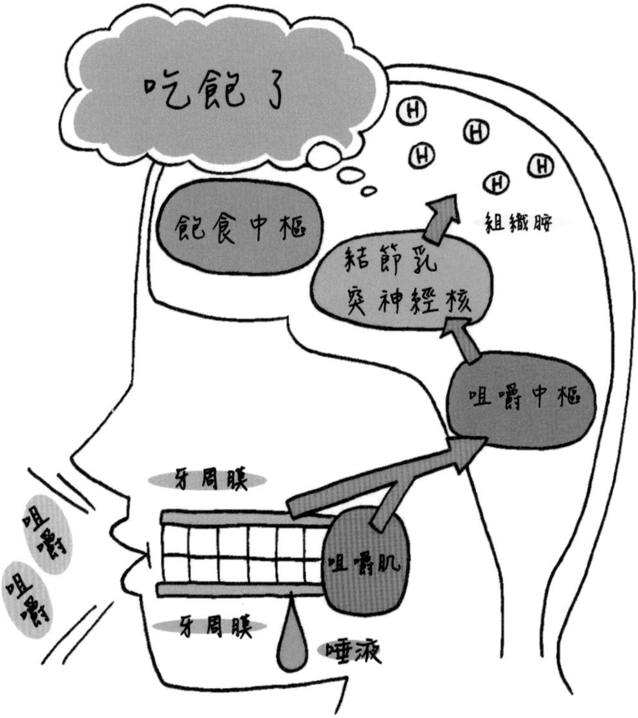

咀嚼會刺激大腦中的咀嚼中樞分泌組織胺，組織胺具有抑制食慾、促進內臟脂肪燃燒的作用。組織胺增加，大腦就會感到「飽足感」。透過咀嚼可以分泌更多唾液，而唾液中的消化酵素也可分解食物中的糖分。

東西一放進嘴裡就放下筷子！

每當提到「吃東西請細嚼慢嚥」，一定會有人問「要咬幾下才算細嚼慢嚥」。

面對這種問題，我很想回答「咬到東西變成液狀為止」。但肉類怎麼咬都不可能變成液狀，頂多只有飯或麵包之類的食物才能辦得到。

所以，我只能告訴大家，總之咬久一點就對了。在此介紹大家一種細嚼慢嚥的技巧，就是「每吃一口東西就把筷子放下來」。

說到底，吃東西太快而不太咀嚼的人，大多是東西才剛放進嘴裡，筷子就接著趕緊挾東西，準備再吃下一口。這麼一來會不由自主想把東西接二連三放進嘴裡，造成嘴裡的東西總是還沒咀嚼完全就囫圇吞下肚了。

另一方面，習慣將東西混著水分一起吃的人也可能是因為咀嚼的次數太少，使得唾液分泌不足，因此不得不配著水吃東西。這種情況只會造成更容易變胖。

我以前吃東西也很快，但現在每一餐至少都會花上約半小時好好細嚼慢嚥。

我也有這種煩惱！

吃太快真的會變胖嗎？

是一直以來就存在的定論！

吃東西太快真的會變胖。一般認為造成這樣現象的最大的原因是，吃東西太快會延遲大腦對飽食中樞發出訊號，使得人在不知不覺中吃下太多東西。

飽食中樞位於大腦下視丘，當血糖因為吃東西而上升時，飽食中樞會視血糖上升的狀況判斷「是否已達到身體所需的能量」。

當血糖已經上升到身體所需的最大能時，大腦便會

只吃加工食品，喪失了咀嚼的機會

綠色奶昔（譯註：green smoothie，以蔬果打成的健康奶昔，在好萊塢明星的帶動下在全世界掀起一股熱潮）、市售的蔬果汁、米漿凍等。大家是否因為這些東西看似很健康、吃了可以變瘦，便取代正餐只吃這些呢？

平時只吃這些流質、好入口的加工食品，等於是自動放棄咀嚼這個「寶貴的瘦身機會」。

可以不用咀嚼就吞下肚的東西，大部分都是精製的加工食品。一些接近天然的食物，例如沙朗牛肉，不可能完全不咬就能吞下肚。

關於加工食品的缺點後續將會詳細說明，但簡單來說，無論是從營養層面或是「增加咀嚼」的角度來看，吃下肚的東西最好盡可能挑選接近食材原貌的東西。

對動物來說，吃東西不咬本來就是不應該存在的奇特狀況。這樣不僅會影響到人體原本的生理機能，也會造成味覺和食慾失常，甚至引發代謝功能異常。

下達指令停止食慾，人於是會感到飽足。

飽食中樞感受血糖上升的訊號必須花上約二十分鐘的時間，換句話說，吃太快的人只要多咀嚼幾次，放慢速度，讓飽食中樞有足夠的時間感應到血糖上升，就能防止吃下太多東西。

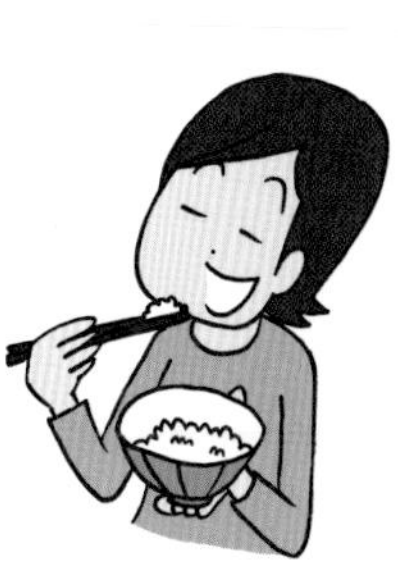

3 蛋吃再多也沒關係！

蛋是一種非常好的提升代謝食物，我自己也是每餐積極地盡量都吃蛋。

蛋含有維生素C以外的幾乎所有營養素，被稱為是「完全食物」。

一顆蛋大約含有六公克的蛋白質，因此，肉類和魚類無法補足的蛋白質，都可以盡量用蛋來補充。只要沒有過敏問題，一般人一天吃三顆，最多甚至可以到五顆都沒有問題。

蛋除了蛋白質之外，也富含可以抑制體內發炎的**膽固醇**[04]。

女性荷爾蒙容易隨著年紀增長而減少，而膽固醇正好是製造女性荷爾蒙的材料，同時也是代謝所需各種激素的原料。

除此之外，蛋的方便性也相當優秀，無論是荷包蛋、水煮蛋、溫泉蛋、歐姆蛋等，可以變化出許多料理，是餐桌上經常出現的食材。

比起肉類和魚類，蛋的價格也相對便宜，大家不妨就多多利用吧！

POINT 04

膽固醇

膽固醇為血脂之一，也就是血液中的脂肪。又分為高密度膽固醇（HDL）和低密度膽固醇（LDL），兩者之間的平衡狀況對健康來說非常重要。膽固醇是形成細胞膜的材料，同時也是形成肌肉的激素的原料。

飲食中的膽固醇對人體的作用

飲食中的脂肪和膽固醇由於無法直接溶於血液中，因此會在小腸被蛋白質及磷脂（phospholipid）吸收，形成「脂蛋白」（lipoprotein）。脂蛋白又依據所含的膽固醇及蛋白質比例不同，分為乳糜粒（chylomicron）、高密度膽固醇、低密度膽固醇、極低密度膽固醇（very low density lipoprotein ，VLDL）等。

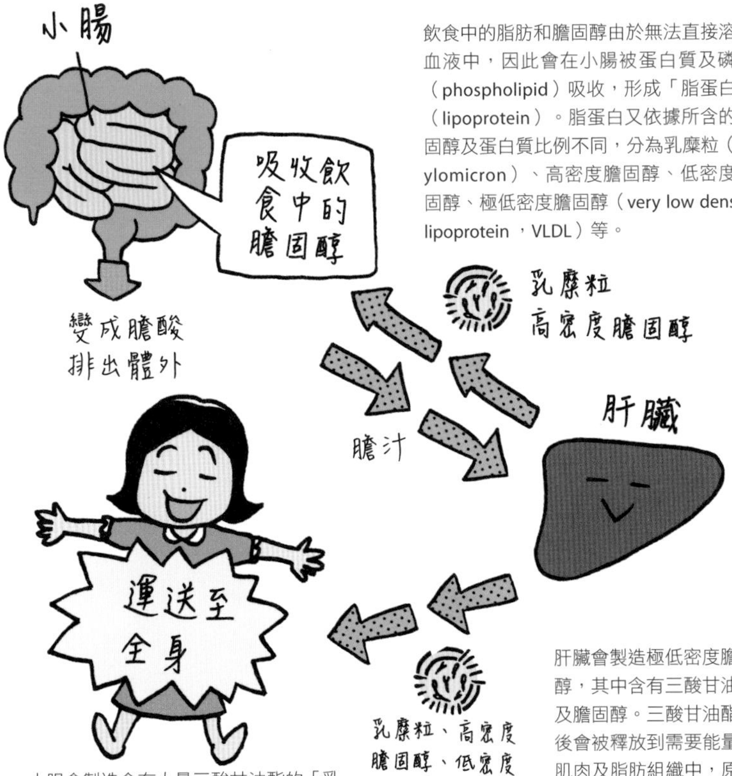
小腸
吸收飲食中的膽固醇
變成膽酸排出體外
乳糜粒
高密度膽固醇
膽汁
肝臟
運送至全身
乳糜粒、高密度膽固醇、低密度膽固醇、極低密度膽固醇等

肝臟會製造極低密度膽固醇，其中含有三酸甘油酯及膽固醇。三酸甘油酯之後會被釋放到需要能量的肌肉及脂肪組織中，原本的極低密度膽固醇便轉換成低密度膽固醇。

小腸會製造含有大量三酸甘油酯的「乳糜粒」，以及膽固醇較少的「高密度膽固醇」，這兩者都會隨著血液運送至全身。而肝臟所製造的低密度膽固醇則會隨著體內循環而將膽固醇運送至身體各部位組織。

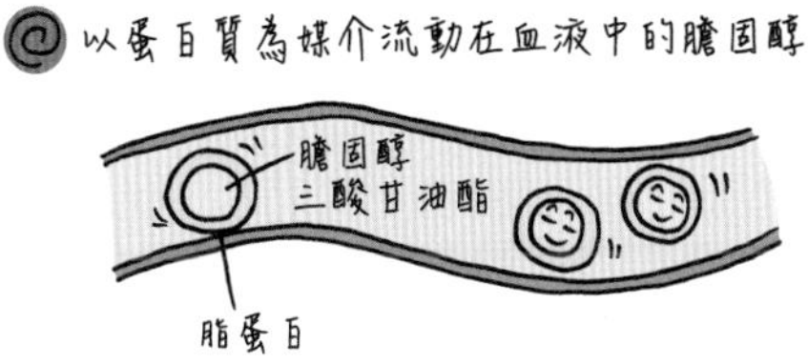
以蛋白質為媒介流動在血液中的膽固醇
膽固醇
三酸甘油酯
脂蛋白

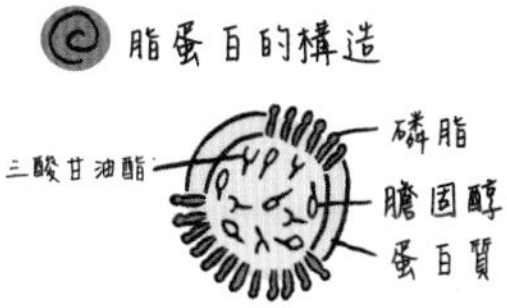
脂蛋白的構造
三酸甘油酯
磷脂
膽固醇
蛋白質

蛋和醣質兩者只能擇一

雖說喜歡吃蛋的話一天要吃幾顆都沒問題，但要特別注意的是，**如果一下子吃太多蛋，就必須盡可能減少同時間一起攝取的醣質份量**。

蛋含有蛋白質，是提升代謝非常重要的營養素。但除此之外，蛋也含有豐富的脂質。而如同第1章所言，「同時攝取醣質和脂質是招來肥胖的第一組合」。

蛋所含的膽固醇是脂質中的其中一種成分，換句話說，「吃下大量的蛋」會「增加脂質攝取量」。

大家務必切記一點，**增加脂肪攝取量，醣質就必須減少，或是完全不吃**。以提高代謝為目的的高蛋白質飲食來說，最大的原則是大量攝取蛋白質，同時減少碳水化合物。因此，生蛋拌飯或親子蓋飯、豬排飯、生蛋黃拌烏龍麵等這些「醣質加脂質」的料理，最好還是盡量避免。

我也有這種煩惱！

有必要吃營養強化蛋嗎？

對營養強化蛋最好別抱太大的期待

近來經常可以在超市看到添加了維生素C、D以及葉酸等營養素的雞蛋。

對此我自己也很感興趣，於是也買了宣稱「含豐富EPA」的蛋回家食用。不過仔細一看成分內容，一顆蛋的EPA含量只有二十毫克，根本比一杯荏胡麻油所含的份量還要少。

營養強化蛋的價格比一般雞蛋高出許多，但相對地營養成分並沒有特別多，因

蛋的膽固醇能夠消除體內發炎

明明肌肉量還算適中，平時飲食也都有充分攝取蛋白質，卻還是瘦不下來……

有這種煩惱的人，我必須說，你的身體很可能就像第1章所說的，已經產生「代謝異常」了。

所謂代謝異常指的是，人體原本應該具備的「抑制食慾避免吃太多的激素」，以及「防止身體製造過多脂肪的激素」，兩者因為體內發炎而變得無法正常運作。

這種時候可以修復身體發炎症狀的，正是蛋當中豐富含量的膽固醇。

雖說如此，但請千萬不要太過於自信，認為只要「吃很多蛋就能提高代謝」。

事實上，吃太多會引發體內發炎更加嚴重的食物，例如以Omega-6類的植物油做成的油炸物，或是含有過多反式脂肪的加工食品、加了砂糖的零食和果汁、醣質含量過多的麵包和麵類等食物，這種時候，不管吃再多蛋也無法消除代謝異常的症狀。

此或許大家並不需要對這種蛋抱持過多的期待。

與其把錢花在這種地方，不如多吃幾顆一般的蛋以提高身體代謝，效果可能還比較好。

我平均每兩天就會吃完一盒十顆裝的雞蛋，用蛋量非常大，因此完全不會考慮這種高價的蛋。

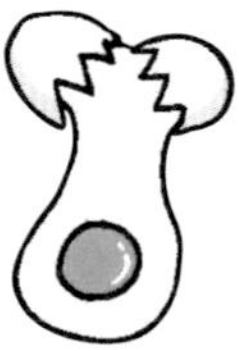

針對「蛋吃再多也沒關係」

Q 經常會聽到的反駁

可是蛋的膽固醇很高……

會引發
動脈硬化

蛋是最典型的
不可過量的食物

營養過剩
反而會變胖

A 「每天最多一顆蛋」已經是過時的常識了

大家總是說蛋的膽固醇很高，有害健康。但事實上，這是一種對膽固醇的誤解。從今天開始，大家不妨就多多吃蛋，藉此補充身體不足的蛋白質。

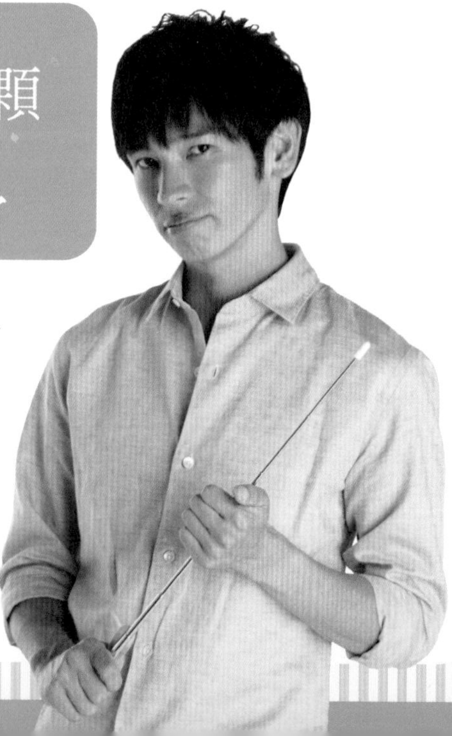

最近經常有人告訴我：「我聽從你的建議打算多吃蛋，可是卻被家人阻止……」特別是老一輩的人，很多都堅信「蛋吃太多會造成身體裡的膽固醇變高，引發動脈硬化」。不僅如此，他們還會嚴格遵守一天最多只能吃一顆蛋的做法。

「膽固醇有害健康」的說法其實是謬論

從結論來說，這種「蛋富含的膽固醇有害健康」的說法其實毫無根據。並不是多就不好，事實上，**在厚生勞動省所公布的「日本人飲食攝取基準」當中，已經從二〇一五年四月開始就廢除了膽固醇的攝取上限。**

再說回來，這種「膽固醇有害健康」的說法究竟從何而來？

這項說法最初的起源來自一九一三年俄羅斯的一項動物實驗，當時的實驗結果顯示，兔子在攝取大量膽固醇後，體內膽固醇數值會急速攀升而引發動脈硬化，造成生命危險。

不過，這個實驗讓人疑惑的一點是，為什麼是用兔子來做實驗？兔子是草食性動物，身體原本就無法代謝膽固醇。儘管如此，令人不可置信的是，這項證據薄弱的古老實驗結果竟然就這樣一直流傳到了現今。

引發動脈硬化的元兇不並是膽固醇！

在這裡我必須先明確聲明一點，**「膽固醇會引發動脈硬化」**的說法，**根本就是毫無根據的謬論**。因為真正引發動脈硬化的主因**其實是氧化壓力，而非膽固醇**。

如同第一章所言，醣質是造成氧化壓力的最大因素。

血液中的糖分會和構成血管的蛋白質結合，產生最終糖化蛋白（AGEs）。最終糖化蛋白會使得血管失去原本的柔軟而變硬，這就是所謂的動脈硬化。

當體內出現這種快變成動脈硬化的受損血管時，膽固醇便會大量聚集到血管周圍以試圖修復受損，就像「救護車」一樣。這些集結在血管的膽固醇就稱為「斑塊」（plaque）

看到這些斑塊，大家便以為「你看，都是膽固醇在作祟，就是這些低密度膽固醇搞的鬼」。於是，膽固醇就這樣被視為是造成動脈硬化的兇手。

這些為了防止動脈硬化發生而前來救援的低密度膽固醇，確實會大量緊緊吸附在動脈中而阻塞血管。

不過，如果不是醣質攝取過多引發體內產生氧化壓力，根本就不會有膽固醇堆積的狀況發生。

其實只要控制醣質攝取，血管自然會慢慢修復，也就不會發生低密度膽固醇上升的情況。

順帶一提，醣質中最容易造成氧化壓力的，正是以白砂糖為主的精製糖。這一點大家務必謹記在心。

如同前述，膽固醇其實會對身體發揮很好的作用，例如抑制體內發炎、活化女性荷爾蒙等。

因此，想藉由提高代謝達到瘦身目的的人，大可不必擔心，可以盡量攝取膽固醇。

不過，「蛋含有高膽固醇」的確也是不爭的事實，因此低密度膽固醇原本就過高的人，一旦增加蛋的攝取量，體內的總膽固醇也會隨著上升。但這個數值之後會再自動恢復正常，並不會造成健康問題。如果還是擔心，可以請教醫生或營養師後再調整蛋的攝取量。

請大家回想飲食守則1的內容。

在飲食守則1中曾提到，積極攝取蛋白質可以提高身體代謝力，其中又以動物性蛋白質為最佳選擇。動物性蛋白質光靠肉類和魚類很難補足，而蛋就是同樣富含動物性蛋白質的食物。因此請大家務必多加善用蛋的營養作用。

4 不要被假健康的加工食品給騙了

一般的加工食品為了讓顧客一買再買，都會強調美味而犧牲了營養，因此不僅高糖、高油、高鹽，還會使用大量會麻痺舌頭味覺的[05]**食品添加物來製造甜味和美味**。

假使對這些東西毫無防備地持續食用，將會使得身體原本的味覺和食慾產生紊亂，傷害到代謝功能而一輩子無法恢復。

大家都知道餅乾零食或泡麵等有害健康，因此倒還懂得克制。最惡劣的其實是那些標榜「健康」、「低熱量」的「假健康」加工食品。

舉例來說，大家都認為青汁「有益健康」，但以某品牌的即溶青汁成分來說，裡頭竟然包含了身體最難消化的糊精（dextrin）以及水麥芽。這根本就已經不是青汁，而只是「有甜味的綠色粉末」罷了。

類似這種令人啼笑皆非的例子，在加工食品中其實經常可見。

POINT 05

製造甜味和美味的食品添加物

食品添加物包括由味精和肌苷酸（inosinic acid）混合而成的「胺基酸」，以及將玉米澱粉經過分解加工製成的「高果糖玉米糖漿」等。很多加工食品都會利用這些添加物來製造強烈的甜味和美味。

常見甘味劑

名稱	特徵	甜度
阿斯巴甜（aspartame）	以天門冬胺酸（aspartic acid）和苯丙胺酸（phenylalanine）兩種胺基酸合成	約砂糖的 200 倍
醋磺內酯鉀（acesulfame-kalium）	以取自醋酸的二乙烯酮（diketene）為原料製成	具有約砂糖 200 倍的甜味，無法被人體吸收利用，因此被視為是一種無熱量的甜味劑
甘草萃取物	將豆科的甘草或同屬植物的根莖磨碎或以水萃取出的物質，再經過精製會形成甘草甜素（glycyrrhizin）	約砂糖的 200 倍
木糖醇（xylitol）	先從樹木中萃取出木聚糖（xylan）加水分解後形成木糖（xylose），再加入氫之後便可成為木糖醇	等同砂糖
糖精（saccharin）	以甲苯（toluene）為原料經化學合成的物質，進入人體後不會形成熱量	約為砂糖的 500 倍，甜度十分強烈，稀釋後仍可保有甜味，也就是擁有後味
甜菊（stevia）	以菊科的甜菊葉子磨碎或以水萃取出的物質，再經過精製可成為甜菊糖苷（stevioside）或瑞鮑迪甙（rebaudioside）	約砂糖的 250 ～ 300 倍
D-山梨醣醇（D-sorbitol）	透過還原葡萄糖來獲得	約為砂糖的 60%，溶解後會具有吸熱性，因此吃完口中會產生清涼感

＊改寫自東京都福利保健局網站「食品衛生之門」

魚肉香腸毫無營養價值

加工食品相當方便，但若真心想提高身體代謝，最好還是不要輕易嘗試比較好。

到現在還有人相信「魚肉香腸很健康」，這實在讓我非常驚訝。

魚肉香腸是將魚漿混合化學甘味劑製成的一種加工食品，與一般的豬肉香腸差別僅止於使用的肉類不同，其餘完全相同。

魚肉香腸和一尾新鮮的魚，兩者營養價值的優劣一目瞭然。比起天然食物，加工食品的營養價值相較劣質許多，**挑選時最好還是盡量以接近食材原貌的東西為優先**。

加工食品中所含的**食品添加物也會破壞人類原本的正常味覺與食慾功能，更會損害腸道細菌作用，破壞負責消化吸收食物的腸道環境**。

最嚴重的問題，加工食品的成分大多是醣質與脂質，也就是最容易製造體脂肪、形成肥胖的組合。除此之外很多也都含有過氧化脂質，會引發體內發炎並阻止代謝激素作用。

我也有這種煩惱！

戒不掉吃巧克力的習慣……

真正讓人上癮的是砂糖而非巧克力！

我在前一本著作《全飲食瘦身法》中曾揭露一個令人震驚的事實，就是市售的廉價巧克力幾乎都只是「有巧克力味道的砂糖」罷了。

從這些巧克力的成分表中能發現，依照成分含量排列，最多的是「砂糖」，接著才是「可可塊」。

不過最近我發現，有些巧克力餅乾標示更離譜，成

市售巴西莓果汁的真面目

坊間的加工食品琳瑯滿目，要大家一下子全部捨棄不吃，對現代人來說應該很難。畢竟有時礙於工作忙碌關係，真的只能吃超商便當。

然而，面對超市及超商的各種商品，一般人都只會注意商品名稱和包裝，了不起就再看看價格。

不過對我來說，無論任何商品，拿到的第一件事一定是先**翻到背面仔細確認成分**。

只要成分裡列了一大堆看不懂的東西（也就是食品添加物），就一定不會買。另外還有一點必須仔細確認的是，商品名稱和成分原料是否一致。

例如「巴西莓果汁」，實際上裡頭巴西莓的成分幾乎非常少，大多是藍莓和砂糖調配而成。或者像是以高果糖玉米糖漿為主要成分的「亞麻仁油沙拉醬」等。只要透過商品背面的成分標示，就能一一揭露這些加工食品的假健康「謊言」。

分中竟然只標示了「巧克力」和「砂糖」。

這裡所謂的「巧克力」，原料究竟是什麼？會不會是以市售巧克力再額外添加其他成分製成？對此我充滿懷疑。

類似這種從成分標示上看不出任何端倪的東西，盡量避免準沒錯。

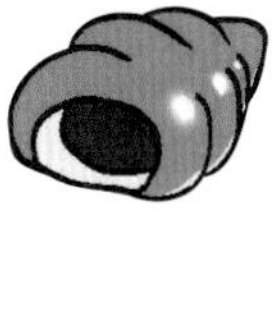

5 油吃得不夠多，當然瘦不下來！

如今很多人都認為「油會讓人發胖」，事實上，有些油卻是可以幫助身體進行代謝。**代謝愈差的人，愈要瞭解哪些油屬於優質的身體必需油，瞭解之後更要積極攝取**。

油大致可分為飽和脂肪酸及不飽和脂肪酸兩種，飽和脂肪酸指的是常溫下會凝結成塊的肉類油脂，不飽和脂肪酸則包括Omega-3、Omega-6及Omega-9三種。

簡單來說，**一般人平時應當積極攝取、「具提高代謝作用」的是Omega-3。最好盡量避免的則是Omega-6**。至於Omega-9及飽和脂肪酸的屬性則介於Omega-3和Omega-6之間，可以依據各人的醣質攝取量來做調整。

另外也要注意，很多加工食品都會用到的**反式脂肪**[06]，包括人造奶油和起酥油等，都是非天然的化學油脂，不僅會造成代謝變差，甚至會誘發癌症，最好避免食用。

POINT 06

反式脂肪

在植物性油裡加入氫後，透過化學方式轉換原本元素所製成的人造油，又稱為「化學奶油」，美國將於二〇一八年全面禁用。

油脂的種類

脂肪酸

不飽和脂肪酸

室溫下的液體。它將被用作能量的材料和細胞膜。降低血液中額外的中性脂肪和膽固醇，它具有防止血液凝固的功能。

飽和脂肪酸

大多存在於肉類、奶油、豬油、椰子油當中，常溫下呈固態狀。是身體能量的來源，同時也是構成身體的成分之一。會造成血液中三酸甘油酯和膽固醇增加，使得血液變濃稠而堆積在體內，容易形成體脂肪。

種類包含棕櫚酸（palmitic acid）、硬脂酸（stearic acid）、肉豆蔻酸（myristic acid）、月桂酸（lauric acid）等

多元不飽和脂肪酸

具有降低三酸甘油酯和抗過敏的功用。人體內無法自行製造。

單元不飽和脂肪酸

狀態較穩定而不易氧化，人體可自行製造。

Omega-3

代謝UP

包括α-亞麻油酸（α-linolenic acid）、EPA、DHA。

Omega-9

包括棕櫚油酸（palmitoleic acid）及油酸（oleic acid）。

Omega-6

代謝DOWN

包括亞麻油酸（linoleic acid）及γ-次亞麻油酸（γ-linolenic acid）。

「Omega-3」是提升代謝力的救星

想減去身體多餘的脂肪，就必須多攝取「Omega-3」類型的油。不過令人遺憾的是，平時生活中必須多加留意，才有可能攝取到Omega-3類型的油。沙丁魚、秋刀魚等青背魚等海鮮，以及核桃、亞麻仁油、荏胡麻油等一部分的植物油，還有蔬菜中都含有少量Omega-3類型的油脂。

Omega-3可以使血液變清澈並軟化細胞膜，還能抑制體內發炎。

相反地，油炸物所使用的沙拉油、大豆油及玉米油等大多含有Omega-6，會使得血液變濃稠，並促使體內發炎。

第1章曾提到，有代謝異常的人，通常都是體內接收負責代謝作用的「瘦體素」接收器產生發炎，無法再對食慾發揮抑制作用。

假設平時的飲食Omega-3攝取不足而Omega-6過剩，便會使得瘦體素接收器無法正常運作。

青背魚除了Omega-3之外，同時也富含蛋白質，因此最好以每天一尾的目標積極攝取。

我也有這種煩惱！

肚子餓時到底該吃什麼才好？

我都以少量奶油來取代一般零食

飽和脂肪酸可以提高身體代謝，而且加熱後不會有氧化的疑慮，因此我經常使用豬油和奶油。

一般超市都有販售膏狀的豬油，用豬油來做中式快炒等料理會有一種天然的香醇風味，非常建議大家試試看。

此外，奶油原本是作為料理調味料使用，但最近我只要肚子餓，就會切一小塊奶油來直接吃。有些人或許

實行斷醣飲食可以解除飽和脂肪酸的攝取限制

上述中曾警惕大家，一旦攝取過多含有大量豬油及奶油等肉類油脂的飽和脂肪酸食物，會使得血液變得濃稠。

然而，血液變稠的原因是因為同時還攝取了醣質和脂質。倘若控制醣質攝取，就不需要對飽和脂肪酸特別限制。

本書內容的主要前提是控制醣質攝取，從這個角度來看，反而更需要妥善運用飽和脂肪酸的作用。

因為，**光靠魚類及一部分植物油中所含的少量Omega-3，並無法完全提供身體代謝所需的油脂。**

控制醣質攝取可以使身體更輕易地從醣質代謝轉換為脂質代謝，成為更容易燃燒體脂肪的體質。

此外，減少攝取米飯等碳水化合物也能解決原本經常便秘和飢餓的問題，並提高飽足感，還能促進腸道細胞作用，提升消化吸收能力。飽和脂肪酸的優點真的非常多。

因此，為了提高身體代謝力，大家在挑選肉類時最好選擇油脂較多的五花肉，而不是紅肉。

覺得這樣吃很噁心，但我自己倒還能接受。

奶油有助於腸道細胞作用，所含的豐富短鎖脂肪酸（short-chain fatty acid）更會在體內快速轉換成能量，比起椰子油中豐富的中鎖脂肪酸（medium chain fatty acid）更容易被身體代謝。

如果想選擇特別一點的零食，那絕對就是奶油了！

不過別忘了，前提必須是「減少醣質攝取」才能這麼做。

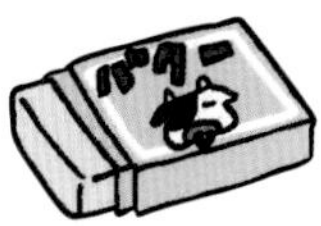

6 真的克制不了，一餐米飯最多吃80公克就好

雖然我一再重申，醣質攝取過多是造成肥胖和代謝不良的元兇，但應該還是有人非常喜歡吃飯，無法克制自己完全不吃。

事實上並不需要刻意克制不吃米飯，有醣質中毒[07]徵兆的人如果一開始就以完全不吃這種嚴格的方式嘗試控制醣質，結果反而更危險，很多人就是因此產生醣質禁斷症狀，最後吃得更多而復胖。

吃米飯的原則是，一餐最多八十公克，差不多是一碗不到的份量，或是一個拳頭大小左右（一顆超商的御飯糰約是一百一十公克）。吃的時候必須細嚼慢嚥。

八十公克的米飯中約含有二十公克的醣質，這樣的份量並不會造成血糖急速上升，也就不會促使肥胖激素胰島素分泌，可放心食用。

POINT 07

醣質中毒

指戒不掉吃甜食和碳水化合物的症狀，又稱為「糖分中毒」。攝取糖質會使得血糖上升，引發大腦分泌獎賞系統神經傳導物質多巴胺，因此人會感到愉悅。這種狀況如果不斷反覆發生，人就會像中毒般不斷想攝取醣質。

胰島素的作用

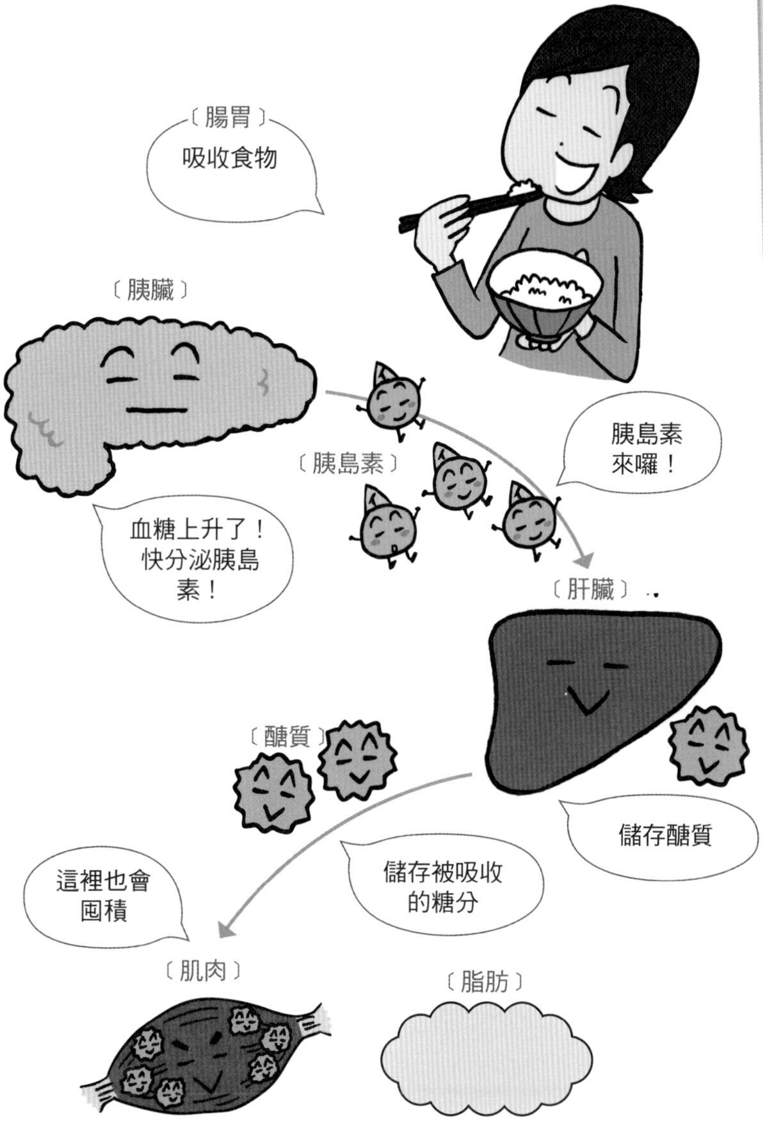
〔腸胃〕
吸收食物
〔胰臟〕
血糖上升了！快分泌胰島素！
〔胰島素〕
胰島素來囉！
〔肝臟〕
〔醣質〕
儲存醣質
儲存被吸收的糖分
這裡也會囤積
〔肌肉〕
〔脂肪〕

一餐不吃米飯

有些人平時飲食會大量攝取肉類、魚類、蛋、黃豆等富含蛋白質的食物，並堅持一定要餐餐吃飯，否則不會有飽足感。如果是這類型的人，倒是不必擔心熱量問題，可以盡情吃到飽也沒關係。

倘若刻意勉強自己每餐減少米飯的份量，卻因為吃不飽又再吃其他零食，這種做法反而才是本末倒置。

如果是一餐不吃飯也不會感到飢餓的人，可以選擇早餐或晚餐不吃米飯，透過這種「暫時斷醣飲食」的方法來達到減少醣質的目的。以我來說，大部分只有白天會吃一次米飯，其餘時間完全不吃。

至於米飯的種類，「糙米」就差不多可以了。事實上，無論是糙米或白米或雜糧米等，只要配菜營養充足，吃哪一種米都差不多。

大家常說「糙米的維生素和礦物質相當豐富，營養是白米的三倍」，或者是「糙米會使血糖緩慢上升，屬於低GI食物」。

然而，以一碗八十公克的糙米來說，就算營養素是白米的三倍，份量也沒多少。同樣意思，也就沒有必要在意GI值是多少了。

一直沒有飽足感，最後反而吃更多……

請自我檢視是否對自己太過嚴苛了

近來醣質控制飲食法蔚為風潮，但如果用錯方法，將可能落入吃更多的意外陷阱中。

醣質控制原本是專為糖尿病患者所設計的一套飲食療法，根據第一個提出的醫師所主張，醣質控制的方法之一是，「完全不吃米飯及小麥等主食，每天醣質攝取量必須控制在二十公克以內，包含蔬菜中的含量。」

吃飽就想睡是醣質攝取過多的警訊

很多人午餐吃完沒多久會突然很想睡覺，以至於下午的工作沒有辦法集中注意力，昏昏欲睡，一點幹勁也沒有。

這種生理現象讓人非常困擾，但因為經常發生，一點辦法也沒有，於是大家也就習以為常了。

事實上，**這是身體發出的一種潛在警訊，用意在提醒自己飲食已經攝取過多醣質了**。

各位今天中午都吃了些什麼呢？一大碗飯、豬排蓋飯、拉麵還是義大利麵？各位平時都是用這些充滿醣質的食物來達到飽足感的嗎？

醣質攝取過多會造成血糖上升，為了降低血糖，胰臟會追加分泌胰島素。這種時候，體內一種稱為食慾素（orexin）的激素便會受到抑制而引發睡意。

食慾素是一種保持身體清醒的激素，當胰島素大量分泌時，會造成食慾素作用受到抑制，於是人會感到倦怠而昏昏欲睡。只要控制醣質攝取，對食慾素的影響相對就會變小，大家不妨就利用這種方法來提高代謝並同時消除睡意吧。

但我認為，現今一些瘦身的人其實都不需要進行太過嚴格的醣質控制飲食。

對喜歡吃飯或麵包、甜食的人來說，突然要自己完全捨棄所有醣質，非常有可能會導致最後吃更多而復胖。以長期來看，絕對不是一種值得建議的方式。

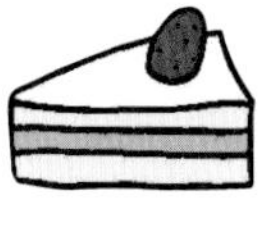

針對「真的克制不了，
一餐米飯最多吃80公克就好」
經常會聽到的反駁

Q 也有另外一種瘦身方法建議要多吃飯，不是嗎？

我有朋友就是靠高碳水化合物飲食瘦下來了！

日本人本來就是吃飯的啊……

靠減少主食瘦身會更容易復胖。

A 吃米飯的用意只是為了不要吃其他沒有營養的東西！

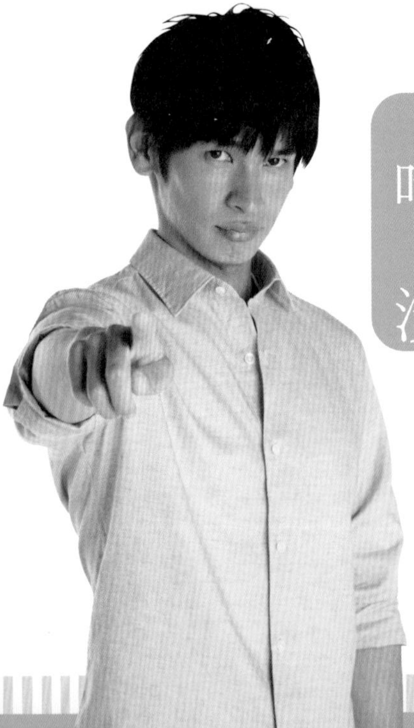

米飯絕不是不好的東西，如果吃了米飯就不會想再吃其他加工食品或垃圾食物、餅乾糖果等，倒也無所謂。

過去有段時間相當流行「靠吃大量米飯達到瘦身目的」的減重方法。我的個性是遇到任何事一定要嘗試，因此當時我也進行了一個禮拜的「高碳水化合物飲食」，也就是每餐吃一杯米杯份量的白飯。

後來我發現，這種飲食只吃大量米飯和一點配菜及味噌湯，自然咀嚼的次數會增加，連帶地吃飯的速度也會變慢。如此一來不僅有飽足感，正餐以外也不會想再吃其他東西。

不過，這種飲食由於會刺激體內胰島素大量分泌，因此飯後都會感到疲倦想睡。測量血糖後發現，飯後血糖值竟然完全沒有下降的徵兆。

對於從來不曾攝取如此大量醣質的人來說，一下子吃這麼多份量，難怪血糖會居高不下。

當然，有些人就是適合這種飲食。根據各人身體狀況不同，有些人似乎持續進行一段時間的「高碳水化合物飲食」後，胰島素的反應會變得相當良好，血糖也比較不容易上升，也不會吃飽就想睡覺。不過，至少這些變化都沒有發生在我身上。

米飯本身含有豐富水分和膳食纖維，有利於排便。除此之外，吃飯時咀嚼次數增加也能獲得飽足感。這些優點也是不爭的事實。

只是，**我對「吃飯可以瘦身」的說法還是抱持些許懷疑。我認為變瘦的真正原因應該還有其他，**不只是因為吃飯而已。

會變瘦並不是因為吃飯！

每餐吃一杯米杯份量的飯會讓人感到十分飽足，當然配菜也就吃得不多。

有些人原本就是易胖體質，又總是外食，甚至連自己昨天吃什麼都不記得……這種對飲食毫不在意的人，吃東西通常都是以米飯為主。

透過米飯獲得飽足感之後，就幾乎不會再吃其他會造成代謝明顯下降的高熱量食物，包括甜食、果汁中所含的、絕對要避免攝取的精製糖，以及造成血糖急速上升的甘味劑，或是含大量Omega-6及反式脂肪的垃圾食物、加工食品等。

而這不就正是之所以能夠成功變瘦的真正原因嗎？

這種**「讓人放棄吃其他多餘的東西」的做法，其實非常重要。只要能夠做到這一點，就算是吃大量米飯這種「顛覆常識的做法」，也值得讓人一試**。

高碳水化合物飲食的最大敵人——脂質！

有些人或許覺得這種「以米飯為主」的飲食方法很適合自己的生活型態。

各位應該都注意到一點，比起高碳水化合物飲食，我所提倡的提升代謝飲食法，也就是大量攝取肉類、魚類、蛋等蛋白質並減少碳水化合物的「高蛋白質，低醣質飲食」，所花費的成本相對非常高。

這種方法對於比較沒有錢的年輕人，或是三餐及餐費都掌控在媽媽或老婆手上的人來說，就算想嘗試，可能也會因為花費太高而被拒絕。

「多吃配菜」對家計成本來說可能是一種負擔，但「多吃飯」就不太會招來太大的反對。既然如此，大家不妨就依據各人和家庭狀況盡量嘗試便是。

不過，**高碳水化合物飲食有個原則是，一定要控制脂質的攝取量**。換句話說，必須留意和米飯一起吃的配菜種類。要減少油炸物和炒物的份量，也要控制蛋和肉類等動物性蛋白質的攝取。

比起高蛋白質、低熱量的飲食，高碳水化合物飲食在配菜上的選擇和變化很可能會變得非常少。最好的方法是積極攝取「ma・go・wa・ya・sa・si・i」食物，關於這一點後續將有更詳細介紹。至於本書所建議的肉類和蛋則都含有大量脂質，對高碳水化合物飲食來說必須避免過量攝取。

不過，醣質加上脂質原本就不是改善飲食的方法，反而會使身體變得更容易囤積脂肪而愈來愈胖。

總之，最重要的是全盤性的思考。無論任何方法，輕易相信都會招來危險的後果。

7 「砂糖」和「小麥」是兩大肥胖惡魔食物

醣質攝取過多是造成人體代謝變差的最大原因，其中又以「砂糖」和「小麥」兩種最為可怕。

這兩種食物會造成血糖不斷急速上升，促使身體分泌更多肥胖激素胰島素。

此外，這兩種食物也會幫助**壞菌**[08]生長，破壞主掌消化吸收的腸道環境。

小麥中所含的蛋白質，有85%是麥膠蛋白（gliadin）和麥蛋白（glutenin），這兩種蛋白質的結合物稱為「**麩質**[09]」（gluten），具有促進食慾的功能。

再者，砂糖和小麥一旦攝取過多，身體會大量消耗維生素和礦物質，包括維生素B1、鎂及菸鹼酸（維生素B3）等。而這些正是原本用來提高身體代謝所需的營養素。

POINT 08
壞菌
人類腸道細菌之一，會對消化物產生作用而產生有害物質，為人體帶來傷害。種類包括魏氏梭菌（Welch bacillus）、大腸桿菌和葡萄球菌等。

POINT 09
麩質
存在於小麥胚芽中的一種蛋白質。搓揉小麥會產生一股有彈性的黏性，就是麩質的作用。

以無麩質為目標！

無麩質瘦身法所提倡的正是拒絕麩質以塑造完美體型。麩質是由小麥、大麥或黑麥等穀物胚乳所形成，常見於一般生活中，因此很多人都會在無意識間攝取到許多麩質。只要平時多加留意，避免攝取到生活中常見的麩質，就能達到明顯的瘦身效果。

不含 麩質的食物

- 麵包、義大利麵、烏龍麵、拉麵
- 貝果、炒麵、馬卡龍
- 全麥粉、麵包粉、披薩麵團
- 餛飩、餃子皮
- 天婦羅或炸雞塊等炸物的麵衣
- 肉包外皮、西點
- 咖哩或燉菜等奶油麵糊
- 啤酒、發泡酒

常見富含 麩質的食物

- 米、雜糧、麻糬、蕎麥麵、米粉
- 冬粉、米粉麵包、米粉、糙米粉、
- 蕎麥粉、黃豆粉、葛粉、太白粉
- 玉米澱粉
- 泡打粉
- 椰子粉
- 肉類、魚類、水果、豆類、芋頭類
- 豆腐、蒟蒻、納豆、奶油
- 乳酪、優格、和菓子
- 巧克力、果凍、爆米花
- 堅果

麵粉種類

高筋麵粉　中筋麵粉　低筋麵粉

多 ← 麩質 → 少

砂糖是脂質代謝的天敵

坊間以瘦身為主題的書籍非常多，但從來沒有一本瘦身書會教人「多吃砂糖」。

砂糖是身體代謝的天敵，以下將針對其原因詳細說明。

攝取醣質會造成血糖上升，身體會分泌胰島素以降低血糖，而胰島素是一種會阻止脂質代謝的肥胖激素。

GI（Glycemic Index）表示食物在人體中糖分被吸收的速度，在所有醣質當中，**砂糖的GI值排名第一，屬於高GI食物**。

人在吃了砂糖之後，身體會處於高血糖狀態，這時胰島素會不斷分泌以便應戰。經常吃甜點、果汁或甜麵包的人，體內就會永遠呈現這種狀態。身體在這種狀態下如果代謝還能變好而變瘦，只能說是奇蹟了。

砂糖通常會以看不見的形態大量添加在加工食品中，以無酒精飲料來說，一瓶所含的醣質就大約等同於十二至十五顆方糖的份量。

在毫不知情的情況下吃下含大量砂糖的東西，這就是加工食品最讓人感到害怕的地方。

可以吃低醣質的麥麩麵包嗎？

麵包就是麵包，一樣不行

近來受到醣質控制飲食風潮的影響，經常可以看見一些標榜「零醣質」的酒類和加工食品。

對於喜歡吃麵包的人來說，很多人都開始對「麥麩麵包」產生興趣。麥麩麵包所使用的部分原料，是醣質含量比麵粉要來得更低的麩質。

曾經有人很興奮地告訴我，他聽從我的建議拒絕醣

戒掉以麵包和麵類為主的飲食習慣

如今這個時代，到處都充滿以小麥做成的食物，有些人或許會擔心根本不可能完全不吃小麥。不過事實上，不吃小麥的方法其實非常簡單，只要盡量避開小麥製品的最佳代表——麵包和麵類即可。

可以吃的醣質只有米飯和根莖類。當然，餅乾等零食也要一併戒掉。只要遵守這個原則，一般人都可以漸漸瘦下來。

尤其是麵包，根本就是一種「營養不足而熱量過剩」的垃圾食物。

一個甜麵包的熱量就超過五百大卡，卻除了醣質和脂肪以外，幾乎沒有任何營養素，甚至很多在製作過程中都使用了人造奶油等反式脂肪。

如果真的戒不掉麵包和麵類，不妨別想著要「完全戒掉」，換一種想法，當成**是吃身體真正所需的食物來達到飽足感**。

質，從此改吃麩質麵包。但他可能忘了，我平時一直不斷重申的重點其實是「少吃麵包」。

並不是只要挑選控制醣質的麵包就能放心地吃，真正的重點在於，一旦以麵包達到飽足感，就等於喪失了攝取代謝真正所需的食物的機會。這才是我認為麵包所存在的最大問題。

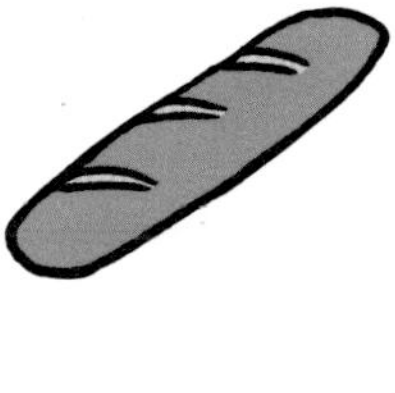

8 不知道怎麼吃，吃「ma．go．wa．ya．sa．si．i」食物就對了

現在大家都明白了，可幫助提高身體代謝的食物是肉類、魚類、蛋等動物性蛋白質，同時還必須盡量減少加工食品、醣質及一部分的油品。

看到這裡，很多人就會問：「除了這些之外的配菜呢？要吃些什麼才好？」這時候要介紹給大家的便是**「ma．go．wa．ya．sa．si．i」食物，也就是日本傳統食材的總稱**。

「ma」指的是豆類，「go」是芝麻等種子類，「wa」是海帶芽等海藻類。「ya」指黃綠色蔬菜，「sa」是魚類，「si」是香菇等菇類，「i」則是指根莖類。這些食材都富含可提升代謝的營養素。

豆類（ma）和魚類（sa）是蛋白質的來源，種子類（go）有豐富的優質脂質。海藻類（wa）含有維生素、礦物質、鎂、維生素B群及**水溶性膳食纖維**[10]。菇類（si）不僅富含水溶性膳食纖維，而且熱量非常低。根莖類（i）也有很多膳食纖維，所含的醣質就算和米飯同時攝取也沒有發胖的疑慮，可以安心食用。

POINT 10
水溶性膳食纖維
膳食纖維分為水溶性和非水溶性兩種，最理想的攝取比例為水溶性：非水溶性＝1：2。水溶性膳食纖維可以降緩身體吸收糖分的速度，抑制飯後血糖急速上升並阻止脂肪吸收，還有降低血中膽固醇含量的作用。

「ma・go・wa・ya・sa・si・i」食物的營養素

ma 豆製品

味噌和納豆、豆腐、黃豆、紅豆、腐皮等。

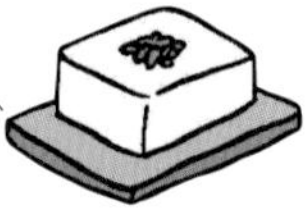

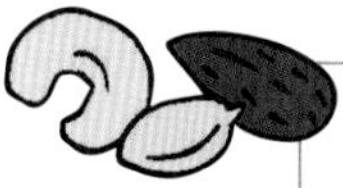

go 芝麻

芝麻等種子類。堅果、核桃、杏仁等。

wa 海帶芽

羊栖菜、昆布、海蘊、海苔、寒天、海帶芽等。

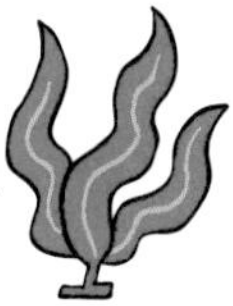

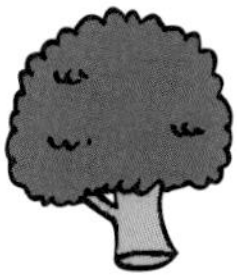

ya 蔬菜

蔬菜類。比起淡色系的蔬菜，盡量以黃綠色蔬菜為主。

sa 魚類

選擇以小魚或青背魚為主的優質 EPA 和 DHA。

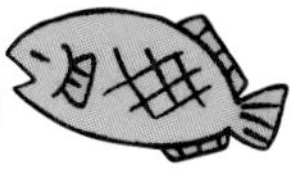

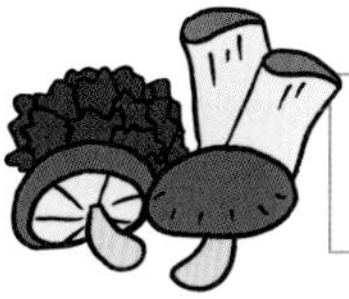

si 香菇

舞菇、杏鮑菇、木耳、金針菇、香菇等菇類。

i 根莖類

芋頭、番薯、山藥等根莖類。

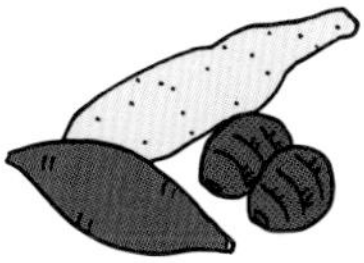

「ma．go．wa．ya．sa．si．i」食物並非絕對必要

「ma．go．wa．ya．sa．si．i」的概念充其量不過是為了告訴大家哪些食物可以多吃。事實上，只要充分攝取富含動物性蛋白質的食物（肉類、魚類和蛋），就能打造出代謝良好的身體。因為動物性蛋白質具備了人體必需的各種營養素，攝取動物性蛋白質，等於是以最完整的理想形態一次完全補充到這些營養素。

說得極端一點，如果已經攝取足夠份量的蛋白質，就不一定非得再吃「ma．go．wa．ya．sa．si．i」食物。

我偶爾一餐會只吃五百公克的牛排，這對很多人來說應該不太可能，也很少人會只吃這樣就感到飽足。

一般人除了肉以外都會想再吃別的東西，但也不可能每餐都煎魚搭配著吃。這時候如果有更豐富的食材可以選擇，吃起飯來也會比較開心。

因此，大家可以**先充分攝取富含動物性蛋白質的食材，不足的份量再以「ma．go．wa．ya．sa．si．i」食材來補充**，例如豆類、蔬菜、海藻等。

三餐都吃肉，
伙食費真的
太高了……

若要增加其他食材的份量，盡量以黃綠色蔬菜及菇類為主

蔬菜比起肉類或魚類來說，價格相對便宜，因此很多人會為了節省伙食費而選擇吃菜。

如果家裡有正在發育、食量大的孩子，同時又必須考慮到伙食費的問題，這時與其選擇一袋十圓的豆芽菜，不如把錢拿來買黃豆芽或黃綠色蔬菜。

黃綠色蔬菜指的是顏色較深的蔬菜，例如紅蘿蔔、

飲食嚴禁以蔬菜為主！

「ma・go・wa・ya・sa・si・i」食物大多含有身體代謝所需的營養素，且熱量很低，對瘦身的人來說非常討喜。

因此很多人都會犯下一個錯誤，就是認為「多吃蔬菜就能瘦下來」，於是菜吃得比草食動物還要多。

蔬菜當然也含有維生素、礦物質等有助於身體代謝的營養素。

不過，如果基於「低熱量」的迷思而優先選擇蔬菜、海草、菇類等，「肉類、魚類和蛋只是附帶多少吃一點」，這種做法根本毫無意義。

飲食以蔬菜為主或許短時間內可以看見瘦身成效，但從提高身體代謝、打造不易發胖體質的角度來說，這種方法完全行不通，無法讓人達到目的。

如同我一再重申的，**提高身體代謝最重要的是攝取蛋白質。**「ma・go・wa・ya・sa・si・i」食物中除了「ma」（豆類）和「sa」（魚類）之外，其他的蛋白質含量都非常少。

不斷增加蔬菜份量來獲得飽足感，只會讓自己喪失機會，無法攝取到可提高代謝的重要營養素。

南瓜、番茄、青椒等。

而豆芽菜、高麗菜、大白菜、白蘿蔔、小黃瓜等則是屬於淡色系的蔬菜。

黃綠色蔬菜和淡色系蔬菜的膳食纖維含量一樣多，但以維生素、礦物質及抗氧化作用的植化素（phytochemical）含量來說，黃綠色蔬菜相對豐富許多。

除了黃綠色蔬菜以外，也可以多攝取菇類。菇類同樣含有豐富維生素、礦物質和膳食纖維，而且醣質含量少，鮮味成分卻相當豐富。

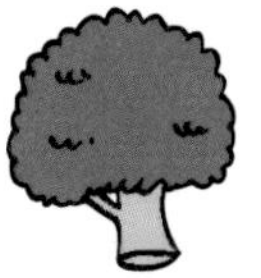

經常會聽到的反駁

針對「不知道怎麼吃，就吃『ma・go・wa・ya・sa・si・i』食物」

吃低卡路里食品也能瘦啊！

飯前先喝大量的水

只要每天攝取總熱量不要超過基礎代謝率就不會發胖！

減肥一定要吃蒟蒻果凍

A

「低卡路里神話」根本是錯誤觀念！

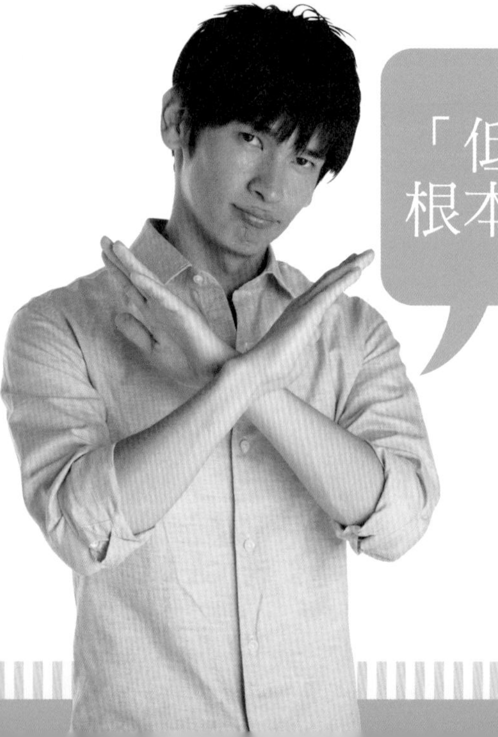

只吃低卡路里的東西雖然會變瘦，但肌肉也會跟著減少，最後只剩下脂肪，身體變得鬆弛無彈性，而且還瘦不下來。

我是一名運動指導員，過去曾經遇到一個二十歲的學員跟我說：「零食的重量比米飯輕，吃了應該比較不會胖吧？」有些人確實就是像這樣以食物的重量來判斷吃了會不會發胖。

這位學員的例子雖然離譜了點，但以平時經常聽到、一般人堅信不疑的瘦身理論來說，其實隱藏著一些明顯「錯誤」的觀念。

其中之一就是大家都相信的「低卡路里」的神話。

以如今坊間所流傳的瘦身方法來說，全都把重點放在控制熱量攝取上，將營養素等其他因素視為次要。然而，這種觀念其實並不周全。

零卡路里果凍無法幫助燃燒體脂肪

像草食性動物一樣「捨棄肉類而吃大量蔬菜」的方式也是如此，對提高身體代謝來說非常沒有效率。以「炒蔬菜」為例，**吃大量肉類與些許蔬菜組合而成的「肉片炒蔬菜」，絕對會比蔬菜很多、肉很少的「蔬菜炒肉」要來得正確**。

即使用高麗菜或豆芽菜等蔬菜來增加飲食的份量，也很難提高身體代謝。以這些食物達到飽足感，對瘦身來說根本就是本末倒置。

還有一種瘦身方法是，飯前盡量喝大量的水，防止正餐吃太多。可是，這麼做會使得胃液變得稀釋，導致無法對吃下的食物進行消化吸收。

其中最要不得的做法是聽信「吃零卡路里果凍可以瘦身」的說法。

與其吃巧克力不如吃果凍，蒟蒻果凍的效果又比一般果凍好，而零卡路里果凍又比蒟蒻果凍熱量低。若單以卡路里來說，零卡路里果凍確實是最快能達到瘦身效果的食物。

然而，最危險的問題在於，一般人容易因此陷入一種錯誤的迷思當中，認為「零卡路里果凍是瘦身食材」。在這裡我必須明白地告訴各位，這世上所有的食品及食物，全都沒有「瘦身」效果。

舉例來說，五十公克的零卡路里果凍熱量為零，五十公克的牛肉則有一百五十大卡的熱量。乍看之下，大家都會覺得吃果凍比吃牛肉要來得不易發胖。

不過，問題並非單純只是吃了是否會變瘦，**而是大部分低卡路里的食物雖然熱量低，所含的營養素也相對很少。**

這種食物所造成的最大影響是，**用這些低營養的東西來填飽肚子，同時也就失去攝取提高代謝必需營養素的機會。**簡單來說，就是營養失調。

目前市面上用來混合在白米中以增加飽足感的蒟蒻米，或是標榜低熱量的蒟蒻麵、冬粉麵條等，都是屬於這一類的食物。

堅果就算吃一千大卡也不會胖！

堅果是我正餐之間的零食，我公事包裡隨時都會放著堅果。

仔細觀察堅果包裝上的營養標示會發現，一包堅果的熱量約有一千大卡，相當嚇人。以我最近常吃的一款堅果來說，一百公克就有七百大卡的熱量。

堅果也好，奶油也好，若單以熱量來看，一般人實在不太敢嘗試。因此很多人會問我：「吃這麼高熱量的東西真的沒問題嗎？」「因為你有在運動，所以吃這些才不會發胖吧？」事實上，運動和吃堅果一點關係也沒有。

請大家先仔細觀察堅果和奶油的營養成分。

堅果和奶油的營養成分幾乎全是脂質，當然熱量會比較高。不過，高脂質的東西只要不和醣質一起吃，身體就不會因為醣質而大量分泌胰島素，脂質所帶來的多餘熱量自然也就能經由代謝消耗掉而不會發胖。

以堅果或奶油當成零食的優點非常多，首先，這些都是脂質含量豐富的食物，可以幫助提高身體的脂質代謝功能。再者，堅果中的杏仁可以抑制最終糖化蛋白（AGEs）等糖化物質的產生，核桃則含有Omega-3，可以抑制體內發炎症狀。奶油也有豐富的短鎖脂肪酸，可幫忙腸道細菌生長，加快脂質代謝的作用。

只要瞭解營養素與代謝的原理，熱量就一點也不可怕。假設基礎代謝率是一千五百大卡，只要吃得正確，即便最後總攝取熱量是兩千大卡，也不會變胖。

看到這裡，各位是否也想放棄繼續當個「低卡路里至上」的人了呢？

9 空腹是提升代謝的最好時機

接下來我想跟各位說明如何將「空腹」這個瘦身的最大敵人轉換成戰友的方法。

事實上，人類的身體本來就會自行製造醣質。當體內醣質不足時，為了維持生存所需的一定血糖，肝臟於是會開始製造葡萄糖，稱為「糖質新生作用[11]」。

糖質新生作用的原理是，身體以蛋白質等胺基酸為原料自行製造出糖分，因此，**當糖質新生作用發生時，身體會提高脂質代謝，成為燃燒體脂肪的最佳時機**。

一般來說，糖質新生作用大多發生在空腹、斷食、睡眠等血糖大幅降低的「飢餓狀態」下。

今後，各位如果感到極度飢餓，應該要高興，因為「身體正在燃燒體脂肪以轉換成能量消耗」。

這種時候，只要以提升代謝飲食法的原則來吃東西，就能輕鬆達到瘦身的目的。

POINT 11

糖質新生作用

發生在動物體內的一種作用，指將胺基酸等非糖類物質轉換成糖分（葡萄糖）的過程，通常發生在血糖過低時，屬於肝臟功能之一。

糖解作用與糖質新生作用

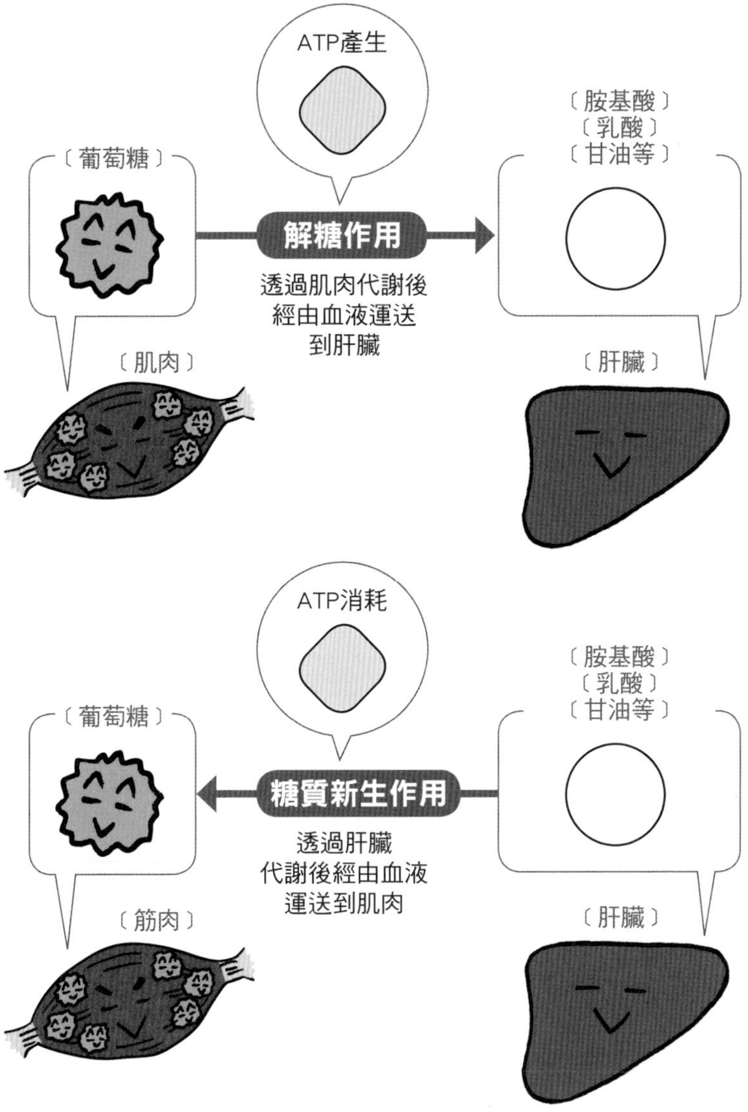
ATP產生
〔葡萄糖〕
〔胺基酸〕
〔乳酸〕
〔甘油等〕
解糖作用
透過肌肉代謝後
經由血液運送
到肝臟
〔肌肉〕
〔肝臟〕
ATP消耗
〔葡萄糖〕
〔胺基酸〕
〔乳酸〕
〔甘油等〕
糖質新生作用
透過肝臟
代謝後經由血液
運送到肌肉
〔筋肉〕
〔肝臟〕

空腹時千萬不要吃醣質！

飢餓時所吃的東西關係著能否提高身體代謝。

基本上，空腹即代表身體處於低血糖狀態，非常渴望能補充醣質。這時千萬不可急忙吃下麵類或麵包、米飯等醣質食物。

一般人肚子餓、血糖降低時，就會想便宜行事地藉由飯糰或麵包等碳水化合物來補充能量。不過請大家再稍微忍耐一下，因為此刻正是體內所囤積的脂肪可以派上用場的時候。

這時候攝取醣質會促使血糖上升，身體會一下子轉換成消耗醣質的「醣質代謝模式」。於是，最重要的脂質代謝便因此被耽擱了下來。

也就是說，**好不容易等到「醣質新生作用」這個可以燃燒體脂肪的機會，卻因為攝取醣質而白白浪費了。**

若想促進「醣質新生作用」、達到燃燒體脂肪的目的，肚子餓時最好選擇**可作為醣質新生作用的原料，包括蛋白質、脂質、維生素、礦物質等醣質以外的營養素。**

早上吃水果真的比較健康嗎？

空腹指的是身體亟需養分，而不是醣質

空腹是身體進行醣質新生作用的最佳時機。

這時候如果從外界透過食物補充醣質，身體就會停止脂質代謝，錯失了難得的瘦身機會。

尤其是每天早上剛起床時，正好是啟動醣質新生作用的最好時機，這時候如果吃下高醣質的土司或水果……實在相當可惜。

空腹再久也沒問題！

很多人還有一個根深柢固的觀念是，認為「餐與餐之間間隔太久也會變胖」。

這種說法的原理是，等到肚子餓再吃東西會使得下降的血糖突然急速上升，為了降低血糖，身體於是會分泌肥胖激素胰島素而導致肥胖。因此，空腹對瘦身來說不是一件好事。

然而，以本書所主張的森拓郎式提升代謝飲食法來看，每一餐的米飯最好控制在一碗的份量，也就是約八十公克。

胰島素的分泌量主要依據醣質的重量而非質量，以八十公克的米飯大約含有二十公克的醣質來說，就算是在極度飢餓狀態下吃下這麼一點份量的醣質，也不會造成血糖急速上升。

順帶一提，如果半夜肚子餓到睡不著，這時我的緊急食物通常是納豆。唯一的原則是，只要不是高醣質食物，都不會造成血糖急速上升。

也就是說，**空腹時所吃的食物會影響瘦身效果，但空腹時間的長短和發胖一點關係也沒有**。

大家務必明白一點，肚子餓時，身體所需要的並不是醣質，而是可以快速轉換成身體能量的東西，包括蛋白質、維生素、礦物質等。

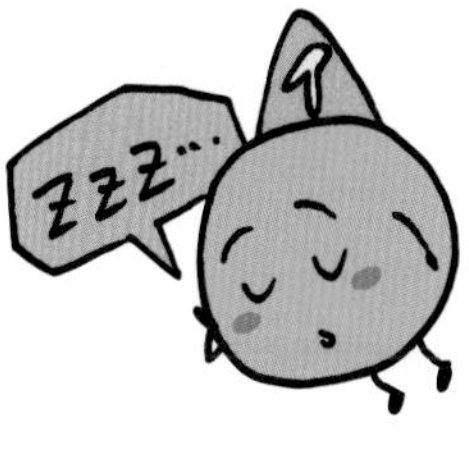

10 發酵食品是提升代謝的幕後幫手

日本人非常喜愛吃發酵食品，包括納豆、味噌、乳酪、優格、醃漬物、醬油等。這些都是可提升代謝非常好的食物，一定要多加攝取。

食物的養分透過微生物分解後，會增加有益代謝和健康的成分，而且不僅風味變得更好、甜度增加，也更利於長時間保存。

「發酵」會使得食物中充滿**益生菌**[12]，這是一種對人體有益的細菌，可以活化腸道好菌，達到整腸的作用，增加營養吸收，幫助代謝。

另外，**發酵的另一個優點是可以增加食物中的有效營養成分，包括胺基酸和維生素B群**。胺基酸是由蛋白質轉變而成，是一種更方便人體吸收的物質。而維生素B1和B2則分別具有分解醣質和脂質的作用，都是提升代謝不可或缺的營養素。

POINT 12

益生菌

一種可以改善腸道平衡、有益健康的活性微生物，或指含有這種微生物的食品。最具代表性的益生菌包括乳酸菌、比菲德氏菌、米麴菌等。

發酵食品種類

蔬菜類

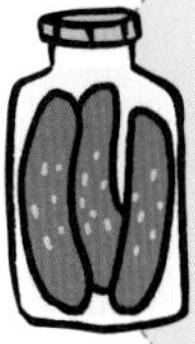

泡菜、
米糠漬物、
西式酸菜

黃豆

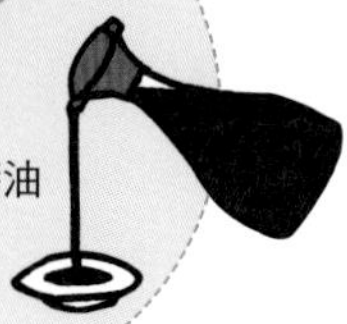

納豆、
味噌、
天貝、醬油

魚類

柴魚、醃魚乾、半熟壽司、
鯷魚罐頭、魚醬、鹽汁、
越南魚露、鹽漬海鮮內臟、
鮒壽司、泰國魚露

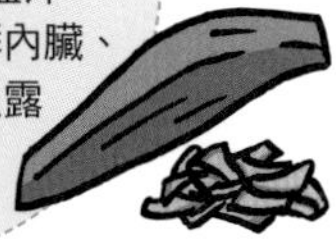

肉類

義大利香腸

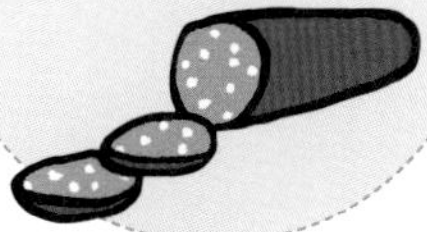

奶類

乳酪、
優格類

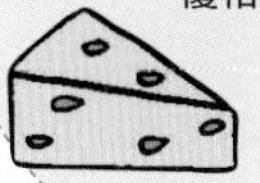

穀類

清酒、麥燒酌、苦椒醬、
日本甜酒、米醋、
啤酒、麵包

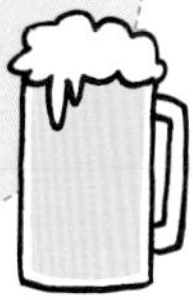

果實類

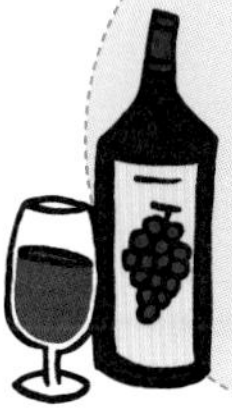

葡萄酒、
醃梅乾、
巴薩米克醋、
醋

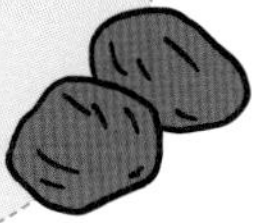

善用方便的納豆和乳酪

發酵食品不易腐敗，而且價格便宜，食用方便，建議大家可以拿來作為冰箱裡的常備菜。

說到我家必備的發酵食品，以**納豆最常出現**。為了補充蛋白質，到餐廳吃飯時我也一定會自備納豆拌著飯一起吃。就連半夜肚子餓時，我也會吃納豆。

豆類本身含有植酸（phytic acid），這是一種會阻礙其他營養素吸收的反營養素。但透過發酵，可以完全消除植酸的阻礙作用。

另一種方便食用的發酵食品是乳酪。

加工乳酪大多含有其他添加物，因此最好**選擇卡芒貝爾（Camembert）或切達（Cheddar）等天然無添加的乳酪**。至於奶油乳酪的營養價值非常低，不建議大家食用。

說到添加物，一般超市所販售的醃漬物大多含有不必要的色素及防腐劑，不吃或許還比較好。

不討厭納豆，但我就是想吃飯！

吃納豆請不要加醬料

納豆是一種蛋白質含量豐富的發酵食品，但讓我感到在意的是市售納豆中所附的醬料。大家在吃納豆時都會加這些醬料嗎？

納豆醬料的成分除了砂糖之外，還有經常添加在加工食品中的甘味劑高果糖玉米糖漿。

這些醬料的份量並不多，不必過於緊張擔心會造成血糖上升。不過由於添加

希臘優格的蛋白質是一般優格的三倍

大家都知道優格是發酵食品，但或許很多人都不知道，優格的蛋白質其實也很豐富。

其中我特別要推薦的是希臘優格。很多人應該都知道希臘優格，因為它曾經引起一陣食用風潮，甚至還賣到缺貨。

希臘優格是一種不含水分的優格，因此濃縮了所有營養素，最大的特色是**蛋白質含量是一般原味優格的三倍**。

市售的希臘優格一盒（約一百公克）約含有十公克的蛋白質，一片手掌大小的肉片（約一百公克）則約有二十公克的蛋白質。也就是說，吃一盒希臘優格，等於吃到五十公克的肉所含的蛋白質。

無論當作早餐或稍微止飢，希臘優格都是很好的選擇。挑選時當然要以沒有添加砂糖或其他不必要淋醬的原味優格為首選。

近來一般超市也能買到希臘優格，大家不妨多加利用。

了高果糖玉米糖漿來增加滋味，因此一不小心就會讓人吃下更多白飯。

我自己做菜時完全不會使用砂糖來添加料理風味，這麼做的原因並不是為了抑制醣質，而是不想讓自己吃下更多飯。

同樣道理，我在吃納豆時通常也只會加醬油，而不是這些醬料包。

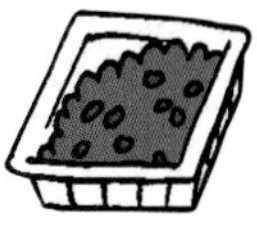

Column…②

有氧運動與無氧運動

～哪一種才能幫助瘦身？～

一般人對於無氧運動與有氧運動的定義都不是很瞭解，在此我將為大家說明這兩者之間的差別。

無氧運動指的是像重量訓練或短跑這種在三、四十秒內全力衝刺的運動，身體主要消耗的能量來自於醣質。

以重量訓練為例，一個循環的訓練通常是一個動作做十次，一共做三個動作。這時必須做到無法再做第十一次的程度，才算達到無氧運動。

在健身房的健身器材區中，經常可以看見很多人在做輕度重量訓練。這種方式不過是將三十次反覆的運動分成三次來做罷了，訓練成效非常低，身體也不會因此受到刺激而分泌任何激素。也就是說，雖然動作屬於肌肉訓練，做的卻是有氧運動。

相對地，跑步、健走、游泳、韻律等有氧運動，指的是身體在吸入氧氣的同時，也會將體內的脂質和醣質轉換為熱量來燃燒利用。

舉例來說，假設跑步消耗了兩百大卡的熱量，其中一百大卡便是來自脂肪，剩餘的一百大卡則是由醣質轉變而來。

當有氧運動進行到上氣不接下氣的時候，便接近無氧運動的成效，這時身體會增加醣質代謝的比例。

以代謝率及肌肉增強率高、短時間內可完成的角度來看，除非是熱愛跑步的有氧運動推崇者，否則我絕對會建議大家選擇無氧運動比較有效。不過我還是要重申一點，無氧運動一旦用錯方法，將無法期待看到任何成效。

3章

代謝愈差的人愈容易犯下的錯誤瘦身法！

「先吃蔬菜」的潛藏瘦身陷阱

問大家一個問題。

「兩百大卡的大碗蔬菜沙拉」和「一千大卡的牛排」兩種午餐，各位會選擇哪一種？

如果是我，一定毫不猶豫選擇牛排，因為牛排中的必要營養素比沙拉要來得豐富。

對我來說，在充分攝取完代謝所需的蛋白質和脂質等所有營養素之後，如果「肚子還有點餓」，或者是「想換個口味」，才會選擇吃蔬菜。

幾年前有一種「**調整飲食順序瘦身法**[01]」引起非常大的一股潮流，這種瘦身法主張「先吃蔬菜」，相信到現在還有人是遵循著這個原則來吃東西。

「調整飲食順序瘦身法」的優點是，**透過先吃蔬菜攝取膳食纖維，如此一來，身體對於後來吃下的碳水化合物中的醣質就會吸收得比較慢，藉此達到預防血糖上升的目的**。

POINT 01

調整飲食順序瘦身法

主張吃飯順序為膳食纖維（蔬菜、海藻、可提高膳食纖維作用的發酵食品等）→蛋白質→碳水化合物（醣質）的一種瘦身法，據說可以防止血糖急速上升和吃下太多碳水化合物。

然而，膳食纖維也會阻礙礦物質和脂質（膽固醇）的吸收，這些都是提升代謝所需的營養素，因此這種瘦身法有好也有壞。

有些人會為了「排解便秘」而拚命吃蔬菜，但事實上研究也證實，葉菜中大多含有豐富的**非水溶性膳食纖維**[02]，吃太多會讓糞便變得更硬而造成反效果。

不過，**「先吃蔬菜」最讓我在意的缺點是，一旦以沙拉或蔬菜湯等填飽了肚子，「可能就吃不下對提升代謝最重要的肉類和魚類等」**。

雖然蔬菜中含有維生素及礦物質等代謝所需的營養素，但除此之外還有肉類、魚類和蛋等富含動物性蛋白質的食物，因此實在沒有理由一定非得從蔬菜開始吃起不可。

牛或馬等草食性動物一年到頭總是不停在吃草，就是因為草（蔬菜）的營養素非常低，所以才必須像這樣大量攝取。

蔬菜的確是低熱量食物，但在達到「吃低熱量就會變瘦」的目的之前，一定會先因為營養不足而整個人變得憔悴而沒精神。

POINT 02

非水溶性膳食纖維

多含於蔬菜、穀類、豆類等食物中，會在胃和腸道中吸收水分而膨脹變大，達到刺激腸道、幫助排便的作用。但攝取太多也會造成糞便變硬，增加肚子的阻塞感。

森氏小叮嚀

既然蔬菜的營養價值不高，為什麼一定非吃不可呢？

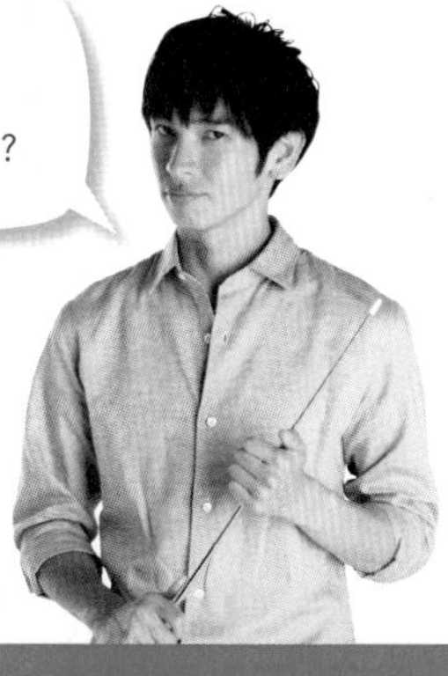

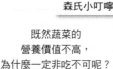

「吃人工甘味劑不會變胖」只是一種自我欺騙

健怡可樂、運動飲料等無酒精飲料，或是市售的零食、果凍、無油沙拉醬等，這些加工食品通常都會添加**人工甘味劑**[03]。

人工甘味劑標榜可以製造出和砂糖一樣的甜味，卻不會產生熱量或熱量非常低，而且吃了也不會像天然甘味劑一樣血糖上升。

想必各位當中有些人就是認為「沒有熱量吃了就不會變胖」而感到放心。

有些逼不得已、非得在短時間內瘦下來的人，當熬不過誘惑、真的想吃甜食時，就會說服自己以人工甘味劑來作為「權宜之計」。

不過，一旦以人工甘味劑來替代**精製糖或蜂蜜等天然甘味劑**[04]，**就無法達到「矯正味覺」的目的**。

「我戒不掉零食和果汁，隨時都想吃甜食。」

類似這種有醣質中毒症狀的人，大多是因為從小到大幾十年來一直理所

POINT 03

人工甘味劑

一種人工合成食品添加物，具有甜味，通常用來取代砂糖。種類包括以化學合成非天然甜味製成的阿斯巴甜和蔗糖素（sucralose）。人工甘味劑的製造成本比砂糖低，因此常見於食品添加物中。

當然地過度攝取砂糖等刺激性食物，導致完全失去控制正常味覺和食慾的機會。

這就像有尼古丁依賴症的人怎麼樣都無法戒掉抽菸的習慣。醣質中毒症的人用來自我說服的「人工甘味劑沒有熱量，吃了也沒關係」的藉口，就和老菸槍以戒菸濾嘴來排解戒不掉的菸癮是一樣的道理。

想擺脫醣質中毒，**必須先將味覺和食慾調整回正常狀況，做法是優先攝取身體真正需要的營養素，同時慢慢減少甜味的份量，一直到「對甜的東西不再有欲望」**為止。

大家一定要謹記一點，人工甘味劑絕對「不是瘦身的救星」。

POINT 04

天然甘味劑

蔗糖（甘蔗等）、甜菊、蜂蜜、楓糖、果糖、麥芽糖等萃取自天然植物或食品中所含的甜味成分，經過精製、濃縮製成的甘味劑。

森氏小叮嚀

認真面對飲食，
不要再自我欺騙了。

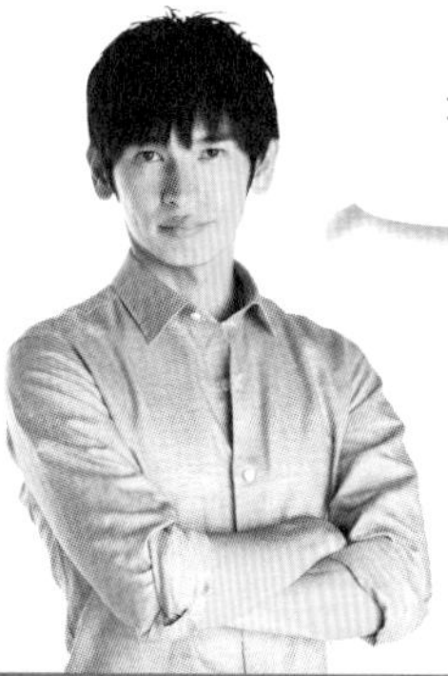

「減肥會先瘦到胸部」是完全錯誤的認知

經常有人問我：「減肥一定會先從胸部開始瘦起，該怎麼辦才好？」

這似乎是所有瘦身的女性都很擔心的一個問題。

我非常瞭解女性這種想維持胸圍尺寸、又想瘦其他部位的想法。

然而無奈的是，整個身體脂肪減少，理所當然胸圍也一定會變小。

不過，之所以會變成胸部下垂、萎縮**這種明顯消瘦的體態，其實是因為飲食控制熱量所帶來的營養不足所導致**，使得「不僅體重變輕了，就連支撐胸部的肌肉也一併減掉了」。

如果依照本書所介紹的方法，以「提高身體代謝飲食」來維持身體健康，一定不會以這種令人遺憾的方式瘦下來。

就如同我一再重申的，想瘦得健康美麗，就必須防止肌肉隨著脂肪一起瘦下來。因此很重要的一點是，要攝取比以前還要多的肉類、魚類和蛋等富含蛋白質的食物。

森氏小叮嚀

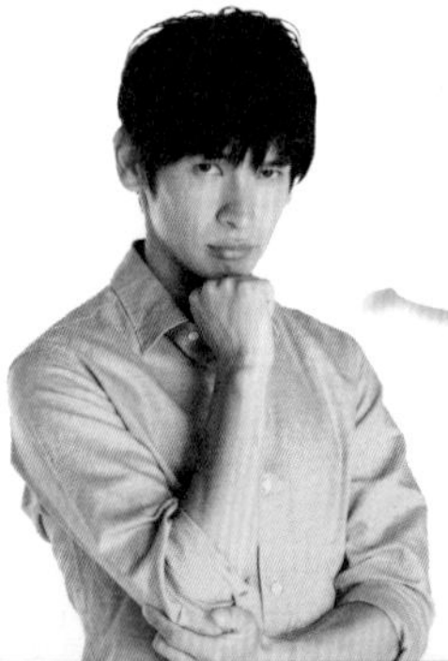

蛋白質飲食比較容易瘦到下半身而非上半身，因此既不會影響到罩杯大小，也不會造成胸圍變小。

即使「原本胸部就不是很大」的人也一樣。**除了製造肌肉的蛋白質以外，如果還能盡量攝取可幫助女性荷爾蒙[05]發揮作用的膽固醇，增加胸圍或許將不再只是夢想**。其中尤其以蛋更是富含膽固醇。

如果不想瘦到胸部，另外還有一個可以想到的方法是增加肌肉訓練。其中在做坐姿推胸（chest press）和臥推訓練（bench press）時一定要特別注意。因為女性容易駝背或肩膀向前縮，而這兩種肌肉訓練比較容易對肩膀和手臂產生作用，而不是胸部，因此不太會看見預期的效果。如果要針對胸部做肌肉訓練，建議最好先學會正確的運動姿勢。

POINT 05

女性荷爾蒙

為了能夠懷孕和生產，女性的大腦會下令卵巢分泌兩種荷爾蒙（雌激素和黃體素），統稱為女性荷爾蒙。

「自己煮比較不會胖」是一種偏見

照理說，比起外食的人，自己下廚能夠控制飲食內容，應該比較不會發胖。

但事實上，自己下廚、卻因為體型問題無法解決而來向我尋求協助的人還是非常多。

「我每天自己準備早、晚餐，就連午餐也是自己做便當，但還是完全瘦不下來。」

「媽媽的料理讓我們全家人、包含我自己在內，都吃成了胖子。」

之所以會發生這種狀況，全是因為大家都不瞭解，**並不是自己下廚就不會變胖，真正的重點在於吃的東西**。

每當我這麼說時，一定會有人告訴我「肉和魚都很貴，實在買不起」，或是「要在有限的預算中滿足全家人的胃，當然就只好以碳水化合物為主了」。

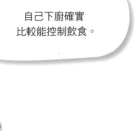

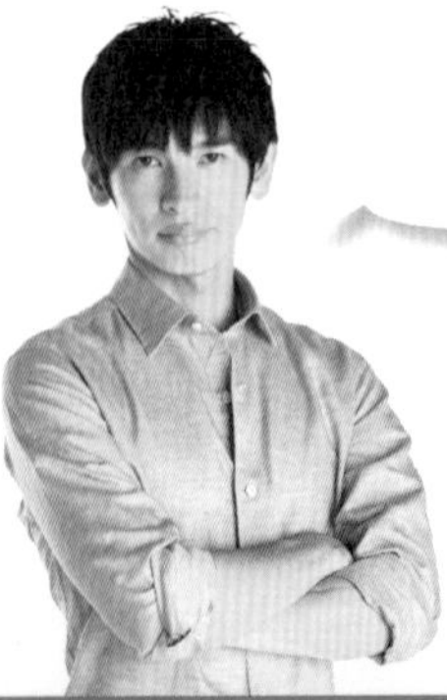

不過，如果仔細觀察這些人買東西的樣子，一定會大吃一驚。明明喊著「伙食費不夠」，購物籃裡卻放了一大堆不必要的東西……難道就不能少買一包早餐吃的甜麵包，而改買一尾魚嗎？

我建議這類型的人不妨稍微精算一下，如果完全不買那些愛吃卻不必要的東西，改買真正可以提高代謝的肉類、魚類和蛋等食物，伙食費會有什麼變化。

或許你會發現，改變購物內容之後，**恩格爾系數**[06]（Engel's coefficient）可能和現在完全一樣，甚至變得更低了。

「盡吃一些廉價而營養價值低的東西→吃不飽就以碳水化合物來達到飽足感。」

這種「營養不足而熱量過剩」的飲食，正是造成肥胖最大的因素。不只是外食族，這種現象也經常發生在自己下廚的人身上。大家一定要馬上捨棄過度自信的心態，不要以為「在家吃就不會變胖」。

在後續第四章中也會詳細說明，我深深覺得，無論是自己下廚或外食，或是每天只吃早晚兩餐的人，現代人的飲食中，「代謝最重要的蛋白質全都攝取不足」。

POINT 06
恩格爾系數
指伙食費佔整個家庭開銷的比例，也可用來評斷富裕程度。最理想的狀態是將恩格爾系數控制在30％左右。

「吃飽就睡會變成牛」的說法毫無根據

「吃飽就睡會變成牛。」

「睡覺前三小時不能吃東西。」

這些都是一般人一直堅信不疑的說法，也就是所謂的定論。

這些說法主要根據是每晚十點以後，**脂肪細胞**[07]會變得容易堆積三酸甘油酯，最巔峰的時間為凌晨兩點至四點。也就是說，在這段時間內，如果血中含有三酸甘油酯，就很容易會轉變成體脂肪囤積在體內。

對健康來說，控制在晚上十點之前完成所有食物的消化吸收的確非常好，不過事實上，只要不要攝取過多造成肥胖的元兇，也就是醣質，其實並不需要這麼在意這一點。

舉例來說，只要不吃米飯，就算吃完一大堆烤肉後就直接去睡覺也無所謂，並不會因此變成「牛」。

相反地，營養不足、代謝不好的人，如果加班到太晚沒吃晚餐，卻又怕

POINT 07

脂肪細胞

負責合成、分解、囤積脂肪的細胞。脂肪細胞中所囤積的脂肪愈多，人就會愈胖。

胖不敢吃東西就這樣直接睡覺，反而對健康不好。

或者，因為擔心熱量問題，只吃一碗冬粉泡麵就忍著飢餓睡覺，也不是一種聰明的做法。

請各位認清一個事實，**並不是「睡前吃東西導致發胖」，相反地，正因為沒有吃東西而無法提升身體代謝，所以才會瘦不下來。只要仔細瞭解哪些食物對代謝真正有用而不易發胖，就算過了晚上十點才吃這些東西，也不會因此變胖。**

換句話說，睡前如果要吃東西，重點就是一定要挑選「高蛋白質、低醣質」的食物。

倘若覺得工作一天回到家都累了，不可能再準備肉或魚來吃，不妨事先在冰箱裡隨時準備一些方便食用的水煮蛋或納豆等食物。

另外像是鯖魚罐頭或水煮雞胸肉等，也都能輕易攝取到豐富的蛋白質。

就如同我一再重複的，一定要避免選擇容易形成贅肉的米飯、麵類等醣質類的食物。

森氏小叮嚀

大家要瞭解，重點不在於
吃的份量或時間，
而是吃什麼東西。

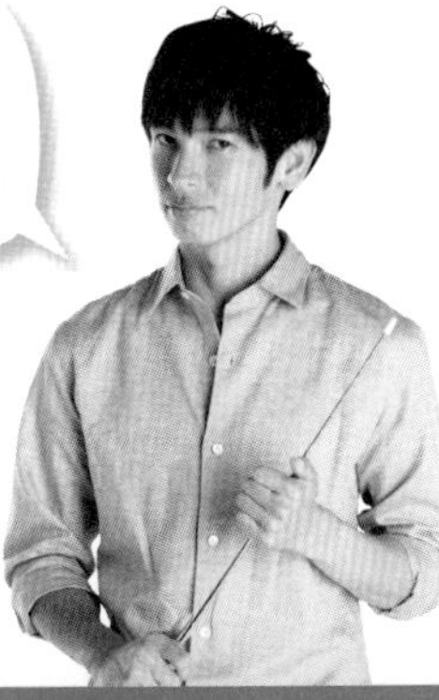

「因為停滯期而放棄瘦身」是相當愚蠢的一件事

一直以來都持續慢慢減少的體重和體脂肪，從某一天開始卻突然完全停滯不動了。

這就是讓人鬥志頓時大受打擊的「**停滯期**[08]」，如果無法熬過停滯期，永遠不可能成功瘦下來。

首先讓我來說明到底為什麼會有「停滯期」產生。

人體本身就具備「穩定現狀的能力」，也就是所謂的恆常性。

舉例來說，假設以「提升代謝飲食法」順利成功減少體脂肪，這時候身體會產生「不能再繼續瘦下去」的危機感，於是便會發揮作用讓人不再繼續瘦下去。

如果在這時候因此就宣告放棄，之前所有的努力都將付諸東流。

假使瘦身遇到停滯期，體重和體脂肪完全文風不動，這時建議大家可以**給身體一點之前不曾嘗試過的「全新刺激」**。

POINT 08

停滯期

體重和體脂肪暫時停止減少的時期。身體在恆常性的危機管理作用下，會提高營養素的吸收率以維持生命，並抑制熱量消耗，防止體重繼續減輕。

例如，之前一直以「早午餐維持原本吃飯的習慣，只有晚餐不吃飯」等控制醣質的方式成功瘦下三公斤，如果之後一直無法再瘦下來，不妨試著把午餐的米飯也拿掉。

嘗試過後如果覺得午餐完全不吃飯撐不下去，可以改成減少半碗的量就好。

用這種方法一邊觀察身體變化，一邊不斷給已經適應「晚餐不吃飯」的身體全新的刺激。

各位如果打算嘗試本書所介紹的瘦身法，就算遇到停滯期也請不要放棄，至少一定要維持進行三個月以上。因為**經過三個月的時間，身體幾乎所有細胞都已經汰舊換新了**。

另一點要注意的是，很多人將飲食調整成「高蛋白質，低醣質」之後，都可以在兩週內瘦下兩至三公斤。但請大家千萬不能因此就感到過於自信。

因為，這只是之前攝取過剩的醣質和水分結合而成的「水腫」消失罷了，並沒有減到體脂肪。雖然的確看到瘦身效果，但一定要持續下去，才能瘦到體脂肪。

森氏小叮嚀

你現在的身體是花了十幾二十年才變成這副模樣，那麼又憑什麼認為會在短短一兩個禮拜內就瘦下來呢？

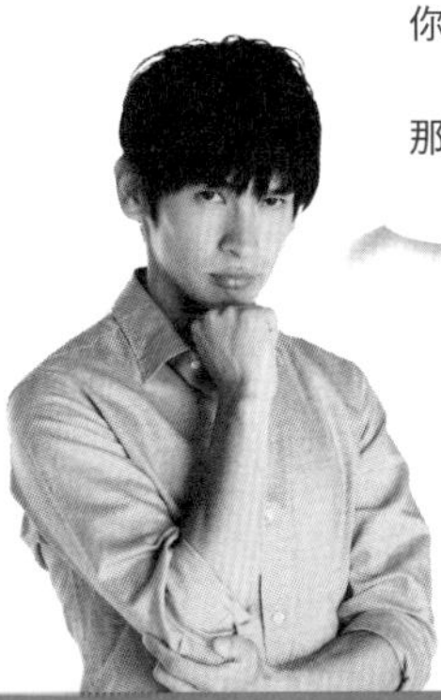

「心情隨著體重機的數字起伏」是短視近利的看法

每天早晚定時站上體重機，心情隨時因為「變瘦」或「變胖」而上下起伏……老實說，這種做法一點意義也沒有。

前述曾提到，將飲食調整為森氏提升代謝飲食後，身體會因為醣質減少而水腫消失，兩週內就能瘦下兩至三公斤。但別說是兩週的時間了，體重每天增減兩三公斤都是很正常的事。

相反地，這種飲食法由於補充了很多之前身體一直缺乏而不足的蛋白質，包括肉類、魚類和蛋等，因此很有可能一時之間體重反而會增加。

這時候有些人或許會緊張，覺得明明依照我的方法改變飲食，體重怎麼不減反增。其實大家並不需要為此感到驚慌。

在這裡，我要跟各位清楚說明一件事。

肥胖指的並不是體重很重，而是身體內的體脂肪堆積太多。因此真正應該關心的是體脂肪率，而不是體重。

森氏小叮嚀

同樣是60公斤，體脂肪率28%和18%，兩者從外表看來會有七至八公斤的差別。

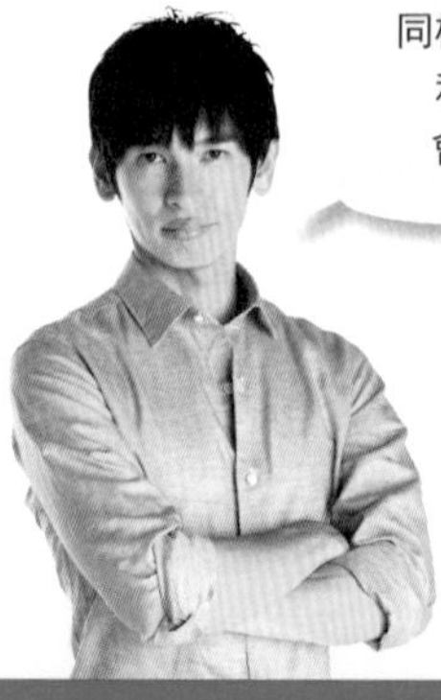

本書所介紹的提升代謝飲食法，目的是要藉由「高蛋白質，低醣質」飲食來增加肌肉，減少多餘體脂肪。

進行這種飲食法後體重一時之間會變重，即表示「接下來**身體結構**[09]將開始慢慢轉變」。因此不需要感到灰心，反而應該正面看待這段「身體為了提升代謝、開始變瘦的準備期」。

身體細胞全面汰舊換新需要三個月的時間，**只要繼續維持正確飲食，不用過於擔心，體脂肪和內臟脂肪、體重等一定可以依序慢慢瘦下來**。

而且，因為確實攝取身體必要的營養素，體內環境變得有利於營養素發揮作用，因此身體狀態也會漸漸變好。

我知道大家都想「在短時間內瘦下來」，但請一定要瞭解，提升身體代謝是一場中長期的硬仗。

如果還是會因為那幾百公克的體重而影響心情，不妨就不要量體重，或是乾脆把體重機丟掉算了。

POINT 09
身體結構
構成人體的各種成分，包括體脂肪、肌肉、骨骼、水分等。身體結構不均將會導致肥胖、生活習慣病或身體失調等症狀。

「想瘦就一定要運動」的迷思

過去我曾在一家大型健身房裡擔任健身教練。

一般人都認為會上健身房的人，一定都是擅長運動或熱愛運動的人。但事實上，有非常多人明明很討厭運動，卻只是因為想變瘦而勉強自己上健身房。

這些人總是苦笑地告訴我：「其實我很不擅長運動，一點也不覺得運動有什麼樂趣。」

面對這種說法，我好幾次都在心裡告訴他們：「既然這樣就不要勉強自己，**與其靠運動，倒不如改變飲食還瘦得比較快**。」

坦白說，造成肥胖的最大原因根本就不是怠於運動，而是**長年下來不正當的飲食習慣造成身體熱量過剩所導致**。

運動確實多少可以增加肌力，打造健康強壯的體格，因此有運動習慣比完全不運動要來得好。

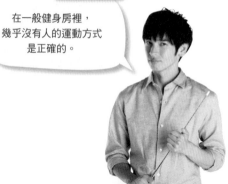

森氏小叮嚀

在一般健身房裡，
幾乎沒有人的運動方式
是正確的。

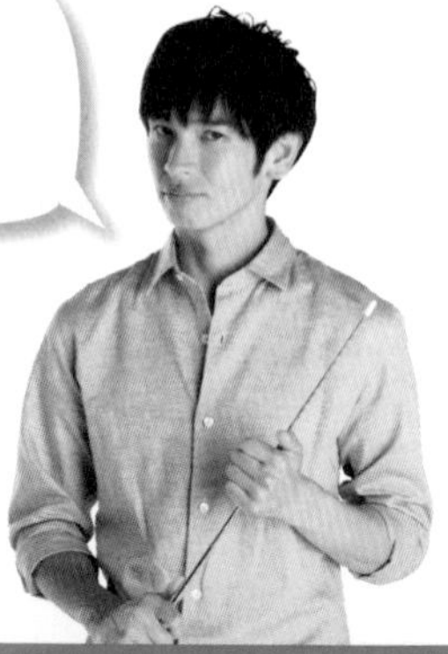

不過，如果不正視造成肥胖的根源——不正當的飲食習慣，而只是一味地拚命運動，可以說根本就是搞錯對象了。

更別說拚命跑步一小時所消耗的熱量，不過也只有四百大卡。為了這一點熱量而跑到上氣不接下氣，[10]**以消耗熱量為目的而跑步**，倒不如改正錯誤的飲食習慣，戒掉熱量五百大卡的菠蘿麵包，反而能瘦得更有效率。

我一直認為，運動原本就不是為了變瘦，而是「為了擁有健康和雕塑體態」。

藉由運動學會身體正確的活動方式，確實可以減少將來身體疼痛的風險。除此之外，想提高下垂的臀部線條，也只有靠運動才能達成。

喜歡運動的人也會透過運動讓身心煥然一新，但除此之外，實在沒有必要以瘦身為目的而強迫自己運動。

POINT 10

以消耗熱量為目的而跑步

跑步機是健身房裡最搶手的健身器材，因此日本多半的健身房都有一次限用三十分鐘的時限規則。

「扭腰和鍛鍊腹肌具備瘦身效果」是令人困擾的錯誤認知

說到瘦身運動，一定會有的動作就是扭腰運動[11]。

曾經有人問我：「做扭腰運動能不能讓腰圍變瘦？」坦白說，就算做三百次扭腰，腰圍也不會有任何變化。

各位請不要誤會，我的意思並非指扭腰運動沒有意義。做與不做相較之下，或許做了還有一點效果。不過，如果扭腰運動做愈多腰圍就能愈細，現在應該全世界想瘦身的人都正在做扭腰了吧。

做扭腰運動非但沒有瘦腰圍的效果，反而還要擔心腹斜肌會因此變發達而腰圍變得更粗。

對我來說，所謂「瘦身運動的惡習」的腹肌運動也是如此。

到現在還有很多人相信，「做腹肌運動可以讓小腹變小，達到瘦身效果。」我以健康運動指導員的身分直接告訴各位，腹肌運動和扭腰運動一樣，做再多都不會有瘦小腹的效果。

POINT 11

扭腰運動

扭動腰部以鍛鍊腹部兩側腹斜肌的運動。

的確，做這些運動或許可以使得原本只有脂肪贅肉的腹部開始長出肌肉，感覺比較結實。但這絕不表示原本的贅肉就因此消失不見了。

讓我們再一次回到原點。

人之所以肥胖，只因為吃了太多對身體無益的東西，身體裡堆積了滿滿多餘的贅肉。

不過，大家卻無視於「飲食」這個根本因素，只會一味靠著沒有意義的扭腰和仰臥起坐等運動試圖要改變身體。

大家一定認為，「我喜歡吃拉麵，也喜歡吃零食，一點都不想改變現在的飲食習慣。但運氣好的話，說不定可以靠運動瘦下來……」

可是，如果**不正視肥胖的真正原因，錯誤的飲食習慣將會一輩子跟著自己**。如此放任惡習不改，無論做任何運動都不可能變瘦。

森氏小叮嚀

減少脂肪與增加肌肉
是完全不同的兩回事。

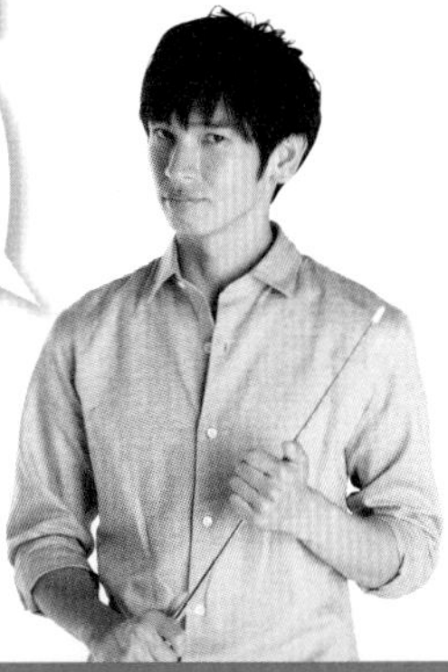

運動搭配飲食控制是最糟糕的瘦身方法

現今，很多人不斷前仆後繼地陷入一股空前的路跑熱潮中。我偶爾會在街上看到明顯已經營養不足的瘦身者，拖著筋疲力盡的身體在練跑。我總是會為這些人感到擔心。

想必他們一定是鼓足了勇氣，才會在眾多瘦身方法當中選擇了「運動搭配飲食控制」這種最嚴苛的方法。

之所以選擇這種方法，是因為他們堅信一直以來瘦身理論，認為「只要消耗的熱量高於攝取熱量就能瘦下來」。不過，這種比出賽前的拳擊手禁忌還要嚴苛的方法，各位千萬不要輕易嘗試。

接下來我就為大家說明為什麼運動和飲食控制不能同時進行。

首先，運動是一種消耗能量、且會**傷害肌肉**[12]的行為。運動時不只會消耗身體熱量，同時也會消耗體內的必需營養素。當肌肉因為運動受到損傷時，身體為了修復，於是會製造新的肌肉，這時候就必須用到蛋白質等各種營養

POINT 12

傷害肌肉

一旦運動對肌肉造成過度負荷，將引發肌纖維不斷收縮而造成損傷。要打造足以負荷的強韌肌肉，就必須強化肌纖維或增加它的數量。

素。

運動本來是為了增加肌肉，身體卻因為營養不足而缺少製造肌肉的材料，於是轉而開始分解原本的肌肉。這便是以運動搭配飲食控制常見的狀況。

為了增加肌肉而運動，卻因為運動身體開始分解肌肉，使得肌肉不斷減少，這簡直是本末倒置。

想以運動達到瘦身目的的人一定要遵守一個原則，就是必須比沒有運動時攝取更多可製造肌肉的營養素，包括蛋白質、脂質、維生素、礦物質等。

蛋白質不只可以用來製造肌肉，同時也是構成肌膚、毛髮、骨骼、內臟和血液等身體各部位的材料。因此，以運動增加肌肉時，身體一定會嚴重蛋白質不足，這時候如果沒有攝取比正常所需還多的蛋白質，無論是美容或健康，都會陸續出現負面影響，例如肌膚乾燥、髮質變粗糙、**停經**[13]等。

想瘦就必須隨時以飲食為第一考量，若想搭配運動一起進行，就必須將飲食調整得更精密確實。這一點請大家務必謹記在心。

森氏小叮嚀

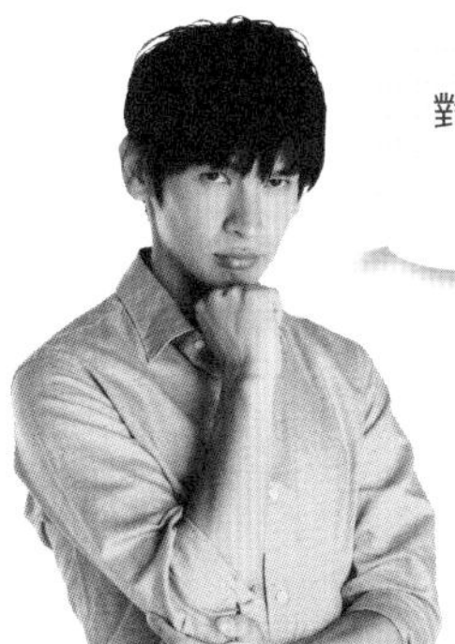
跑步也需要技巧，
對原本就運動量不足的人
來說難度實在太高。

POINT 13

停經

體重急速下降會造成女性無月經。有一說法是，當體重一下子減少10％就容易發生停經症狀，但原因大多是營養不良所導致。相反地，瘦身卻能保持充足營養，就不太會發生停經的症狀。

Column…③

瑜伽與皮拉提斯

～調整體態型運動的功效～

瑜伽和皮拉提斯因為可以增加身體柔軟度而深受女性歡迎，就連在健身房中的相關課程也都非常搶手，學員人數相當穩定。

發源自印度的瑜伽是一種以安定內心為目的，同時還能強化心靈作用的運動。

另一方面，從復健運動演變而來的皮拉提斯則是藉由矯正身體活動方式改善損傷狀況，並以不易受傷的身體為最終目的。

若以瘦身或提升代謝的角度來看，坦白說，這兩種運動都不會造成體脂肪大量燃燒。

就連一般人都覺得應該有瘦身效果的熱瑜伽或強力瑜伽也一樣，實際能消耗的熱量非常少。

跑步一小時至少還能消耗四百大卡的熱量，瑜伽和皮拉提斯的成效卻比這還要更低。

既然如此，這兩種運動的效果究竟是什麼？

瑜伽和皮拉提斯的運動強度確實不如一般的重量訓練，不過，這兩種運動都相當重視身體正確的使用及活動方法，因此從修飾身體線條的角度來看，的確可以發揮不小的成效，包括塑造優美的肌肉線條、提高下垂的臀部、使鬆弛的小腹恢復緊實等。

瑜伽或皮拉提斯的目的頂多就是為了雕塑曲線，倘若可以從中獲得樂趣，不妨就繼續保持吧。

4章

肥胖飲食習慣診斷室

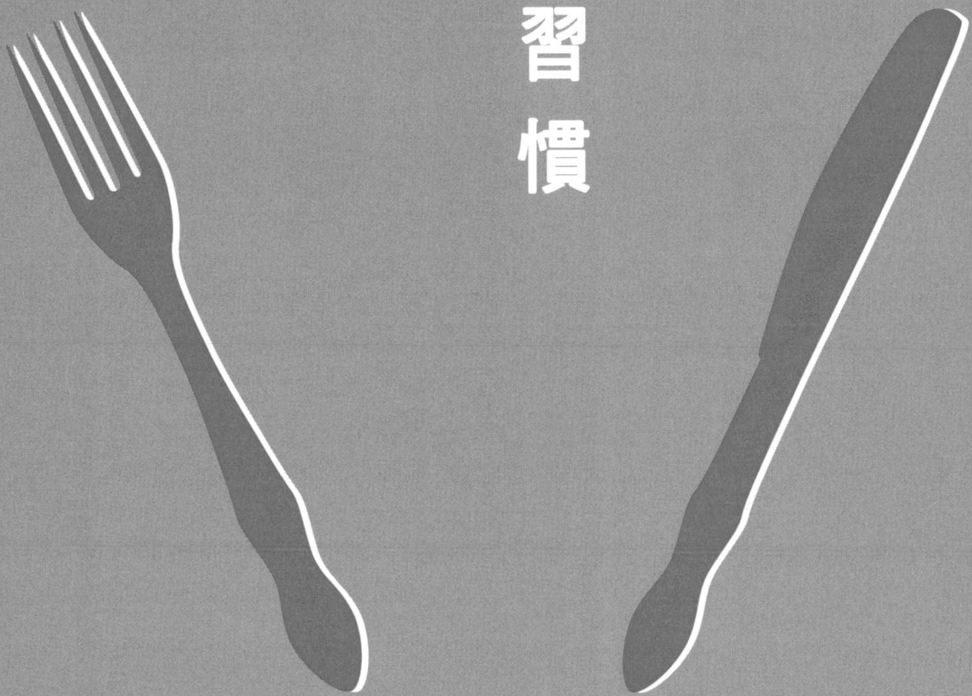

案例1

拚命控制飲食和運動，為什麼完全瘦不下來……

——梅田晴子（化名・41歲）

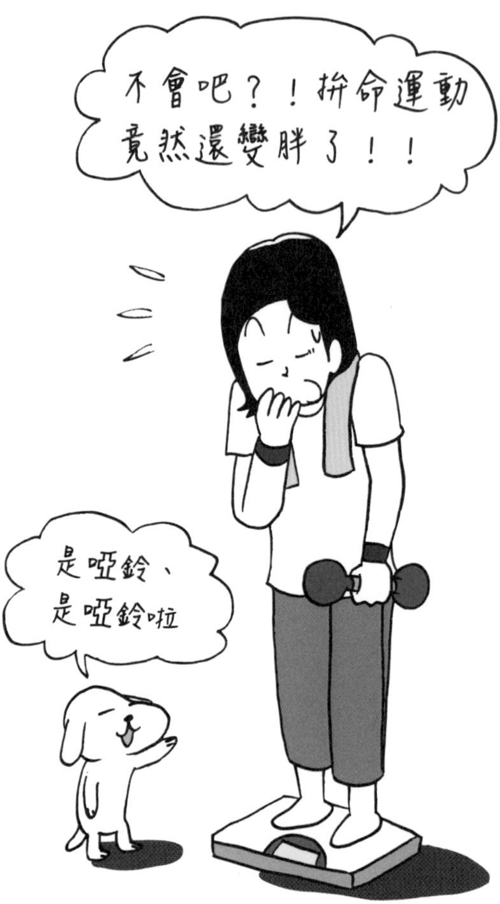
不會吧？！拚命運動
竟然還變胖了！！
是啞鈴、
是啞鈴啦

目前狀態

身高：163公分
體重：58公斤
體脂肪率：30%
脂肪量：17.4公斤
LBM（去脂肪體重）：40.6公斤
BMI（身體質量指數）：21.83

目標狀態

身高：163公分
體重：54公斤
體脂肪率：24%
脂肪量：12.96公斤
LBM（去脂肪體重）：41.04公斤
BMI（身體質量指數）：20.32

某一星期的攝取清單

	早餐	午餐	晚餐	消夜
第1天	豬肉與榨菜、蒸高麗菜、水煮蛋2顆、納豆、法式清湯、普羅旺斯燉菜	便當（鮭魚、普羅旺斯燉菜、菠菜、白飯、梅乾）、味噌湯	飯糰1個、沖泡杯湯	
第2天	煎豬肉、炒蔬菜、花椰菜、納豆、水煮蛋2顆、法式清湯	酸辣麵、泰式沙拉、馬鈴薯沙拉	飯糰1個、沖泡杯湯	啤酒350毫升、清酒3杯、烤魷魚、烤明太子
第3天	咖哩煎青甘魚、炒青江菜、歐姆蛋、納豆、海帶芽湯	便當（豬肉、菠菜、蘿蔔絲乾、白飯）、味噌湯	飯糰1個、沖泡杯湯	
第4天	花椰菜、納豆、水煮蛋、海帶芽湯	打拋豬、湯、沙拉、粉圓	啤酒1瓶、清酒2杯（沒有小菜）	蛋白質營養補給品
第5天	炒青江菜、蘆筍豬肉捲、歐姆蛋		生魚片、烤魚、菠菜、烤雞肝1串、啤酒2大瓶、清酒3杯	
第6天	飯糰（梅乾）、生菜三明治、炸雞（超商）、市售健康綠茶飲		乾蕎麥麵條（約150公克）、高湯厚煎蛋、白蘿蔔泥、鱸魚生魚片、啤酒500毫升、清酒4杯	草莓、仙貝3片、巧克力3塊
第7天	炸豆腐、浸煮小松菜、納豆、水煮蛋2顆	便當（豬肉、菠菜、滷羊栖菜、白飯、梅乾）、味噌湯	飯糰1個、沖泡杯湯	仙貝（配藥吃）

MoriTaku Advice

沒有效就換個方法

改善1 內臟沒有完全發揮功能

以梅田小姐所吃的菜單來看，應該不太會胖才對，但既然現實上真的變胖，不妨就換個角度來嘗試。梅田小姐一週內有大半天數都會喝酒，而且大多是啤酒和清酒，這些都是高醣質的酒類。身體很可能因為醣質攝取過多阻礙了內臟功能，引發代謝不正常。可以試著先戒掉酒類兩個星期，看看狀況是否有改善。

改善2 減少中午便當米飯的份量

以便當內容來說還算及格，但可惜的是飯的份量太多了，應該將近有兩百公克了吧。如果要瘦身，一餐的

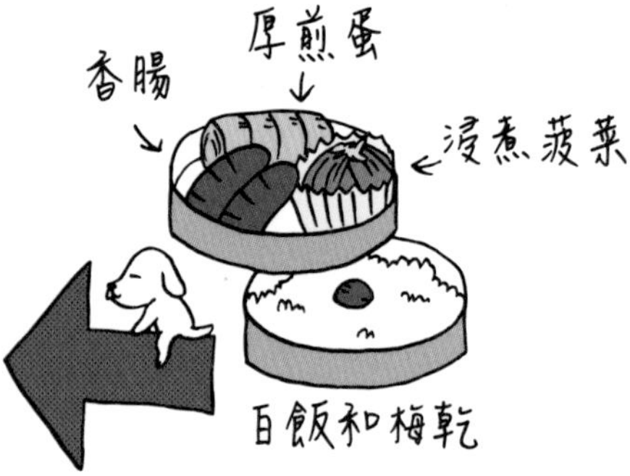

碳水化合物份量必須控制在八十公克以內。從現在開始，放棄白飯一定要塞滿一整層便當的做法，改裝一半就好，另一半改放蛋白質食物。也可以將白飯換成五穀米或糙米飯。

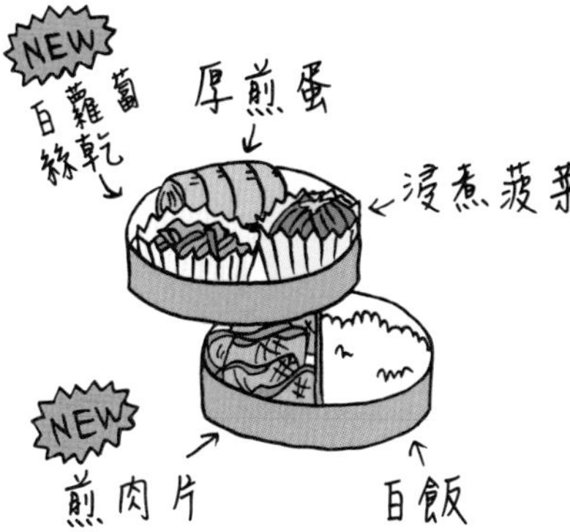
NEW
白蘿蔔絲乾
厚煎蛋
浸煮菠菜
NEW
煎肉片
白飯

改善3 將晚餐的飯糰改成水煮蛋

梅田小姐每天都是傍晚六點左右在公司吃晚餐，吃的大多是飯糰和沖泡杯湯，等於只攝取到醣質。建議可以將晚餐的飯糰改成蛋白質食物，例如豆腐或兩顆水煮蛋，或是乳酪也可以。這些東西味道不會太重，在辦公室吃應該不會造成他人的困擾。

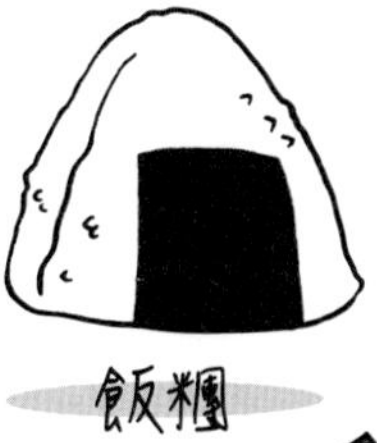
飯糰

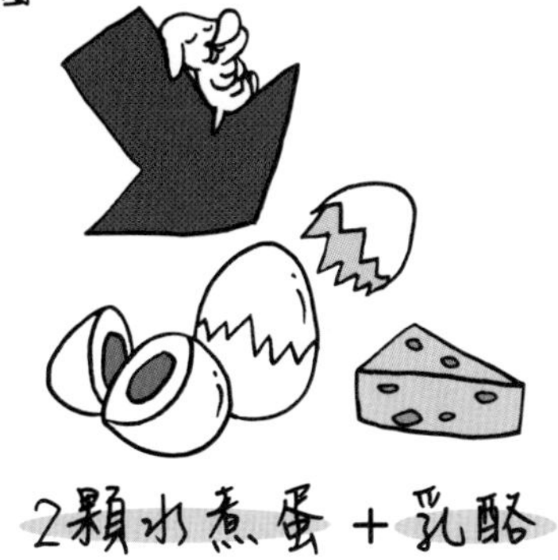
2顆水煮蛋＋乳酪

自稱運動狂熱者容易陷入的思考盲點

以為有運動其他方面就能隨便就大錯特錯了

很多熱愛運動的人會把「我平時有在運動」**視為其他方面怠惰也無所謂的免死金牌**，例如「我平時有在運動，所以喝酒沒關係」，或是「我平時有在運動，吃甜食也無所謂」等。我一直認為這種想法實在太天真了。

如同前面一再重述，運動所消耗的熱量非常少。運動當然也有緊實身體線條、預防**運動障礙症候群**[01]（locomotive syndrome）的效果，從這一點來看，養成運動習慣確實對健康比較好。不過，倘若運動對身體造成負荷，卻沒有正常的飲食，這麼做真的對嗎？請大家要先有一個觀念，**打造健康身體的基本其實是飲食，而不是運動**。

以梅田小姐的例子來看，她的身體代謝等功能因為飲食而產生紊亂，但她還是繼續不斷以過度運動對身體造成負荷。這麼做當然幾乎不會有任何效

POINT 01

運動障礙症候群

指「運動器官」出現障礙。運動器官包含肌肉、骨骼、關節、椎間盤等部位，運動障礙症候群嚴重時可能導致行動不便，需要他人看護照顧。不過，二〇〇七年日本整形外科學會提出了新的建議，主張透過適當的復健體操和正常飲食，多少可以預防運動障礙症候群的惡化。

果。

為什麼沒有效？

梅田小姐真正應該思考的是，既然飲食方面都沒問題，為什麼完全瘦不下來？這種情況並不是增加運動量就能解決，而是必須將身體調整成**看得到運動成效的體質**。

我給她的建議是，首先必須調整身體狀況。最快的方法是多吃希臘優格等發酵食物。

或者，也可以將飲食區分為確實充分攝取身體所需營養的階段，以及控制飲食進行體內淨化的階段。所謂的**斷食**[02]瘦身法之所以有效，事實上這也是一種方法。在身體功能不正常的狀態下進行這種方法，或許會讓人感到很痛苦，必須強迫自己忍耐。但慢慢地應該就能適應。不過，斷食絕對不可以自己隨便瞭解後就輕易嘗試，務必要在專家的指導建議下才能進行。

POINT 02

斷食

斷食與絕食不同，以美容、瘦身目的來說，進行斷食時還是會攝取酵素果汁等食物，但固態食物一律不吃。結束後也一定會先經過復胖階段，然後再恢復到正常飲食。斷食除了可以淨化內臟之外，也有安定神經的效果。

案例 2

以為喝蔬菜汁可以補充攝取不足的蔬菜，卻只喝到一大堆醣質！

——小峰隆志（化名，48歲）

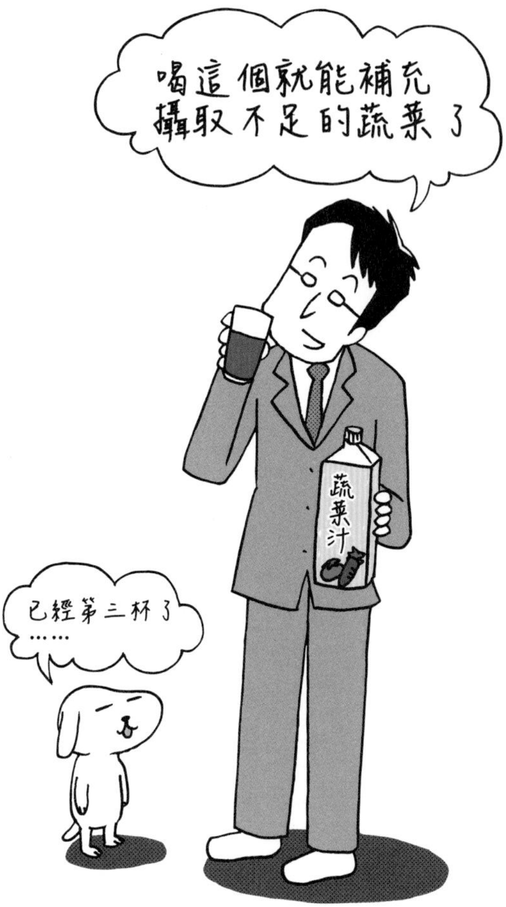
喝這個就能補充
攝取不足的蔬菜了
蔬菜汁
已經第三杯了
……

目前狀態

身高：177cm
體重：64kg
體脂肪率：16%
脂肪量：10.24kg
LBM（去脂肪體重）：53.76kg
BMI（身體質量指數）：20.43

目標狀態

身高：177cm
體重：66kg
體脂肪率：14%
脂肪量：9.24kg
LBM（去脂肪體重）：56.76kg
BMI（身體質量指數）：21.07

某一星期的攝取清單

	早餐	午餐	晚餐	消夜
第1天	火腿蛋、花椰菜、土司1片、果汁	便當（炸蓮藕鑲肉、甜味噌烤雞腿、什蔬蛋炒白蘿蔔絲乾、毛豆海帶芽、涼拌豆芽、白飯）、味噌湯	雞肝炒韭菜、豆腐、可樂	飯糰
第2天	香腸、馬芬、薯餅、柳橙汁	咖哩豬排、沙拉、味噌湯	中式套餐（前菜三道、中式炒蔬菜、炸雞塊、點心、四川麻婆豆腐、蛋花酸辣湯、四川風味炒雞肉、蝦仁生菜炒飯、乾燒蝦仁、糖醋豬肉、甜點）、生啤酒4杯、威士忌調酒	
第3天	火腿蛋、通心粉沙拉、土司1片、綜合果汁	便當（炸醃豬肉、蟹肉蛋、炒烏龍麵拌紅生薑、什錦滷羊栖菜、味噌炒茄子青椒、馬鈴薯培根漢堡、白飯）、味噌湯	炸豆腐、通心粉沙拉、蛋白質營養補給品	蔬菜汁
第4天	火腿蛋、花椰菜、土司1片、綜合果汁	便當（四川風味豬肉炒油豆腐、炸雞排、海鮮蔬菜綜合拼盤、豬肉燒賣、榨菜炒高麗菜、焗烤超濃番茄筆管麵、白飯）、味噌湯	蕎麥麵、沙拉、罐裝啤酒（350毫升）、罐裝梅酒（350毫升）	蔬菜果汁、餅乾
第5天	火腿歐姆蛋、花椰菜、土司1片、綜合果汁	果凍飲	生魚片、烤魚、滷內臟、菠菜、烤雞肝串、瓶裝啤酒（2大瓶）、清酒4杯	
第6天	飯糰、納豆捲、蔬菜汁	超商便當（烤鮭魚、厚煎蛋、炸雞塊、白飯）、飯糰	生啤酒7杯、下酒菜	
第7天	生雞蛋、味噌湯、滷牛肉、白飯	杯麵、盒裝蔬菜沙拉、飯糰	納豆、豆腐	飯糰

MoriTaku Advice

飲料比食物更危險

改1善 將早上的果汁改成豆漿

目前單身出差在外生活的小峰先生由於工作非常忙碌，三餐經常隨便亂吃。他自己也驚覺到這一點，因此常喝蔬菜汁想彌補不均衡的飲食。不過，我建議他最好立刻停止這麼做。

喝蔬菜汁並沒有辦法達到攝取蔬菜的目的，因為蔬菜汁在製作過程中，原本蔬菜所含的酵素已經完全死掉，維生素也遭到破壞，甚至蔬菜汁裡完全沒有任何膳食纖維。相反地，有些反而加了許多高果糖玉米糖漿和海藻糖等不好的糖類。

如果真的要喝飲料，請改喝無糖豆漿。無糖豆漿既沒有額外添加一些奇奇怪怪的糖，也能補充蛋白質，可說是一石二鳥。小峰先生平常似乎有運動習慣，因此完全不用擔心蛋白質攝取過多的問題，甚至目前的蛋白質攝取量根本不足。

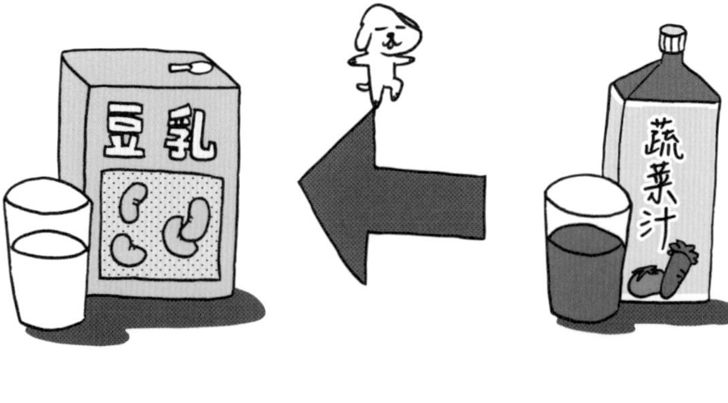

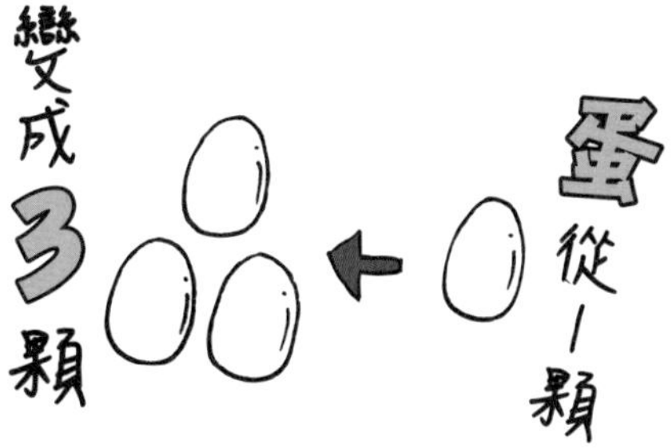
蛋
從1顆
變成3顆

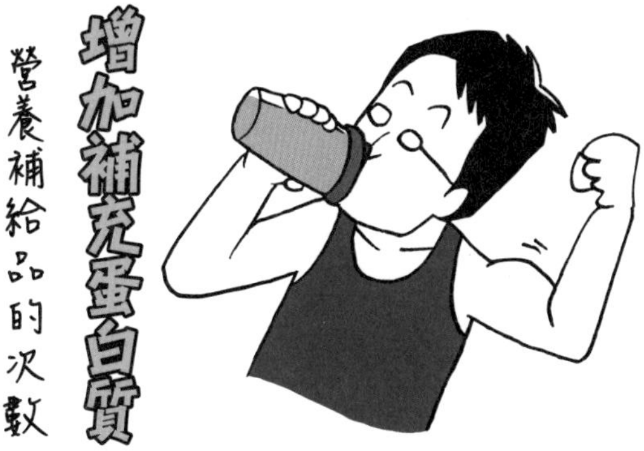
增加補充蛋白質
營養補給品的次數

改善2 每天吃1至3顆的蛋

小峰先生每天早上都會吃一顆蛋，這是很好的飲食習慣。但只吃一顆太少了，可以在做歐姆蛋或厚煎蛋時，將蛋的份量加至三顆。

再者，可以的話就改掉吃土司的習慣，最好是換成肉或魚等動物性蛋白質，或是納豆或豆腐等植物性蛋白質。

中午應該都是吃公司的便當吧，營養倒是很均衡。不過，建議將白飯的份量減半，換成蛋白質，例如水煮雞胸肉或鯖魚罐頭等，這些在超商就能買到，非常方便。

此外，小峰先生偶爾消夜會喝蛋白質營養補給品，但一週只喝一次太少了。考量到他的運動量和工作狀態，最好要每天喝。整體來說必須增加飲食的份量，才可能達到健康的體魄。

既然有心調整飲食，不妨換個角度試試看

以正確知識審視自我飲食習慣

小峰先生在瞭解自己的狀況後，主動決定調整飲食並適度運動。但可惜的是，結果反而容易適得其反。尤其是晚餐，可能是因為加班或應酬的緣故，不僅經常**喝酒**[03]，而且喝的量還不少。

不過，這些都還不至於會對健康造成立即性的影響。如果以一週一次來看，就算喝了七杯啤酒，**身體應該也能透過其他飲食來獲得充分恢復**。如同前述一再重申，我建議大家以一週為單位來計算，只要做到六成，就算及格。其他我還能給小峰先生的建議是，以**正確的知識來調整改善沒有喝酒時的平日飲食內容**。

小峰先生希望能夠增加體重和肌肉量（去脂肪體重），並減少脂肪。不過，他所訂下的目標數字就現實層面來說，真的恰當嗎？如果要達到這個數

POINT 03

喝酒

喝酒只要適量都不會有問題，但這對喜歡喝酒的人來說似乎很難做到。如果不想因為喝酒變胖，建議可以改喝醣質較少的蒸餾酒，例如威士忌或燒酎等。如果已經習慣喝清酒或啤酒、葡萄酒等，就請盡量減少米飯的攝取量。

字，他必須得再增加四公斤的肌肉才行。這個目標就算進行非常嚴厲的肌肉訓練，應該都很能容易達到。我建議他可以**保持目前的體重，或是再瘦下一兩公斤，減少體脂肪**。這時候，增加醣質（米飯）攝取也是一種方法。

以正確知識審視自我飲食習慣

事實上，小峰先生在接受飲食諮商之後一個月，已經藉由我的建議成功瘦下約兩公斤。其中一個方法就是戒掉蔬菜汁和綜合果汁，完全改喝**無糖豆漿**[04]。他也將便當的白飯減少一半，用減掉的飯做成飯糰，當成運動前的補充品。以這樣的飲食內容來看，瘦下來之後也不會讓人覺得憔悴或沒有活力。接下來就只要隨時注意身體狀態，以這樣的方式繼續保持高蛋白質飲食即可。

只要身體狀況沒有問題，以目前的方式繼續喝酒也沒關係。

POINT 04

無糖豆漿

一般豆漿為了好喝，通常都會添加砂糖或調味料等醣質，如此一來就跟蔬菜汁是一樣意思了。既然是為了攝取蛋白質，一定要盡量排除攝取到多餘的醣質。

案例3 家裡人一多，餐桌上自然就變得這麼豐盛了

——中野櫻（化名・28歲）

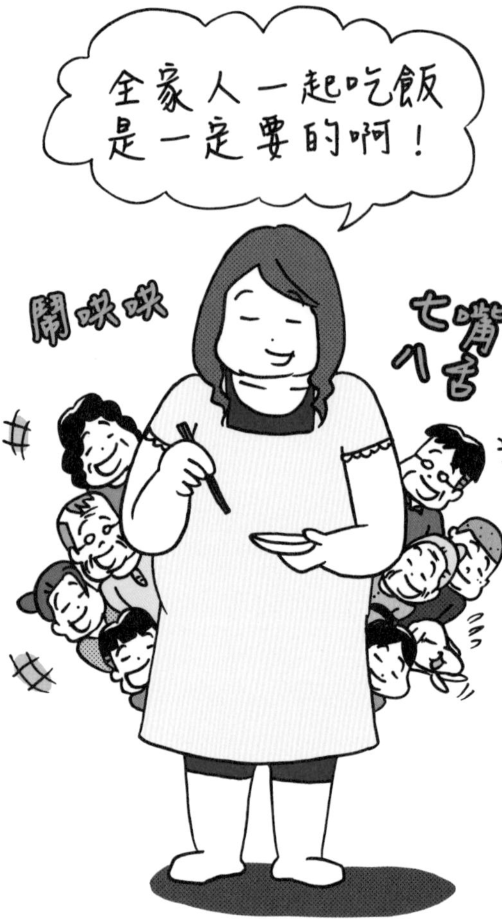
全家人一起吃飯
是一定要的啊！
鬧哄哄
七嘴八舌

目前狀態
身高：158cm
體重：68kg
體脂肪率：38%
脂肪量：25.84kg
LBM（去脂肪體重）：42.16kg
BMI（身體質量指數）：27.24

目標狀態
身高：158cm
體重：58kg
體脂肪率：24%
脂肪量：13.92kg
LBM（去脂肪體重）：44.08kg
BMI（身體質量指數）：23.23

某一星期的攝取清單

	早餐	午餐	晚餐
第1天	土司1片、炒蛋、沙拉（番茄、小黃瓜、美生菜）、優格	炒麵、薑煮沙丁魚	舞菇炊飯、煮物（紅蘿蔔、小芋頭、蒟蒻）、蠶豆、啤酒350毫升、白葡萄酒5杯
第2天	納豆拌飯、優格、咖啡	舞菇炊飯、煮物（紅蘿蔔、小芋頭、蒟蒻）	咖哩飯、沙拉
第3天	咖哩飯、優格、咖啡	法式清湯、馬鈴薯沙拉	牛肉炒洋蔥、鹽漬花枝、海帶芽蔥花味噌湯、啤酒350毫升、白葡萄酒5杯
第4天	土司1片、荷包蛋、沙拉（美生菜、番茄）、優格、咖啡	天婦羅蕎麥麵	什錦炒冬粉（竹筍、紅蘿蔔、青椒、豬肉、杏鮑菇）生魚片、滷南瓜、啤酒350毫升
第5天	什錦炒冬粉（竹筍、紅蘿蔔、青椒、豬肉、杏鮑菇）、滷南瓜	壽司、湯	漢堡、海鮮沙拉、洋蔥菠菜鹹派、紅酒3杯
第6天	可頌麵包、優格、柳橙、蔬菜汁	白飯、烤魚、漬物、海帶芽味噌湯	中式涼麵、肉包（2顆）、啤酒350毫升、白葡萄酒750毫升
第7天	白飯、生雞蛋、肉包（1顆）、沙丁魚甘露煮、優格、咖啡	沾麵、蕗薹天婦羅	味噌鯖魚、白蘿蔔泥滷油豆腐鴻喜菇、玉米、厚煎蛋、啤酒350毫升

MoriTaku Advice

從生活的基本面開始調整

改1善 大盤菜的重點在於挾取的份量

中野小姐三餐大多在家吃，基本上都是自己媽媽做的料理，就是一些很典型的家庭料理。乍看之下不覺得有問題，但仔細分析會發現醣質攝取過多，蛋白質太少，而且根本不清楚知道自己整頓飯下來到底吃了多少東西。

據中野小姐表示，自己是個大家庭，除了父母和爺爺奶奶之外，另外還有兩個姊妹，中野小姐則是排行老二。一般大家庭吃飯大多是一大盤菜直接端上桌，大家再自己挾到小盤子食用。

這種吃法的缺點是，很難正確掌握自己到底吃了多少份量。說得誇張一點，很可能一大盤菜中七成的份量都是中野小姐自己一個人吃掉。像這種一大盤菜的情況，最重要的原則是「事先決定好挾取的份量，最多只能挾一次」。

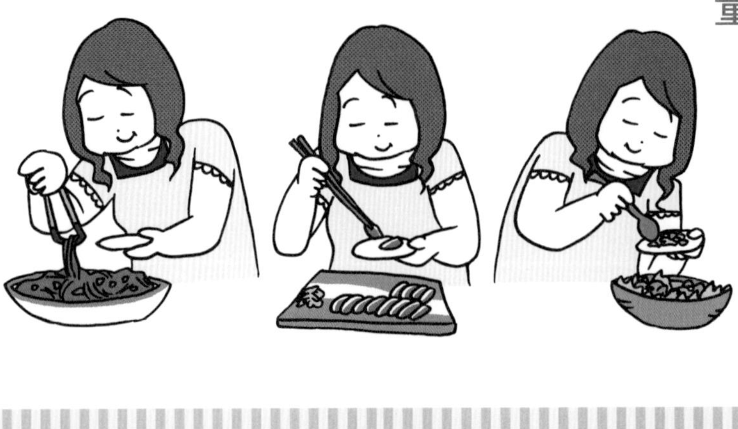

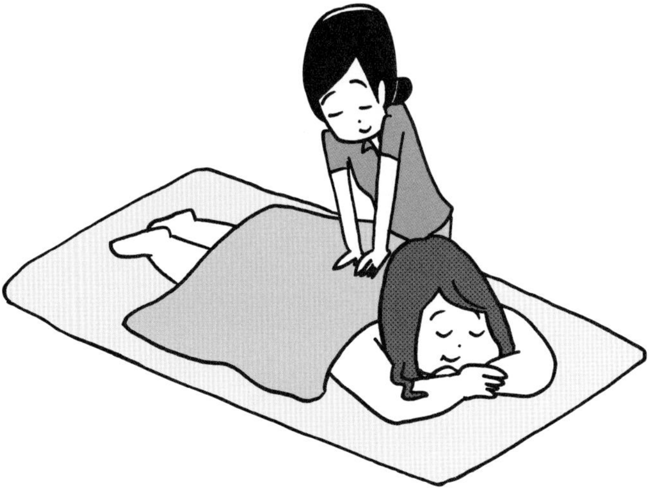

改善2 運動前先按摩

中野小姐的體型白皙而圓潤，外表看似柔軟，實際上橘皮組織應該不少，想必也有水腫的症狀。她雖然有定時上健身房的習慣，卻完全看不到效果，因此可以猜想她的脂肪一定和水腫相互作用之下，形成橘皮組織了。

脂肪一旦轉變成橘皮組織，就很難再光靠運動消除，因為脂肪已經被纖維化的膠原蛋白層層包裹、變得僵硬了。但事實上還是有個方法可以解決，以一週上健身房三次為例，可以將其中一次改成按摩或美體SPA。透過這種方法先將脂肪變軟而容易消除，接著再運動，如此一來比較能看得見效果。

大家庭的缺點——媽媽料理是女兒肥胖的元兇

飲料內容若沒問題，就從量開始下手

中野小姐的家裡自己開工廠，而她就在自己家裡的工廠上班。換句話說，她平時三餐吃的都是喜愛做菜的媽媽自己做的料理，不太可能改變方式自己吃飯。

事實上，每當我要求接受瘦身指導的學員填寫**飲食紀錄**[05]時，幾乎所有人都會揑造假的紀錄。我的意思並不是指中野小姐也揑造假紀錄，而是我只能盡量從她的紀錄中去推測她沒寫出來的部分。

從她的紀錄上我發現，她完全沒有寫到份量。白飯是指只吃了一碗？還是一大碗？挾菜是不是想吃多少就挾多少，完全沒有事先決定份量？這部分訊息由於完全沒有紀錄，我也只能用猜的。

決定挾取的份量之後，接下來還要改變的是白飯的份量，必須控制在一

POINT 05

飲食紀錄

飲食是一件很私人的事，實在很難要求大家一五一十地詳細透露。不過，問題通常就隱藏在這些「不願透露」的地方，因此如果真心想變瘦，一定要將所有飲食內容老老實實地完全寫下來一一檢視才行。

餐約八十公克。相反地，蛋白質必須加倍，例如納豆增加到兩盒、蛋增加為兩顆等。

其實像中野小姐這種情況，**與其靠運動，最好的方法是改變飲食**。她的目標是瘦下十公斤，這部分只要花時間一定可以達成。不過，體脂肪要減少14%實在有點困難，可以先以26%為目標試試看。花個半年的時間先減掉五、六公斤，辦得到就算及格了。

具體方法是增加早餐的蛋白質攝取，午餐的部分目前看起來還算正常，但重點在於要減少多少碳水化合物。中野小姐平時酒喝得也不少，想必一定有水腫的問題。

水腫和**橘皮組織**[06]過多的人，比起靠運動，不如改以美體SPA或按摩，搭配之前所說的飲食建議，**一段長時間之後，一定可以看到效果**。

一問之下才知道，中野小姐的媽媽本身也有瘦身經驗。想必她一定也能瞭解女兒想變瘦的心情，更能為她多少提供一點幫忙。

POINT 06

橘皮組織

身體營養不足造成膠原蛋白纖維化，吸附在脂肪細胞後變硬的狀態。橘皮組織的血流狀況不好，因此很難針對脂肪進行分解，必須靠SPA等先進行鬆弛後才有辦法比較容易消除。雖然也有意見認為橘皮組織並非真正的醫學問題，但近年來歐美各國都已經開始針對橘皮組織進行研究。

案例4 自己帶小孩的中年婦女就是這樣變胖的

——谷山千下（化名，36歲）

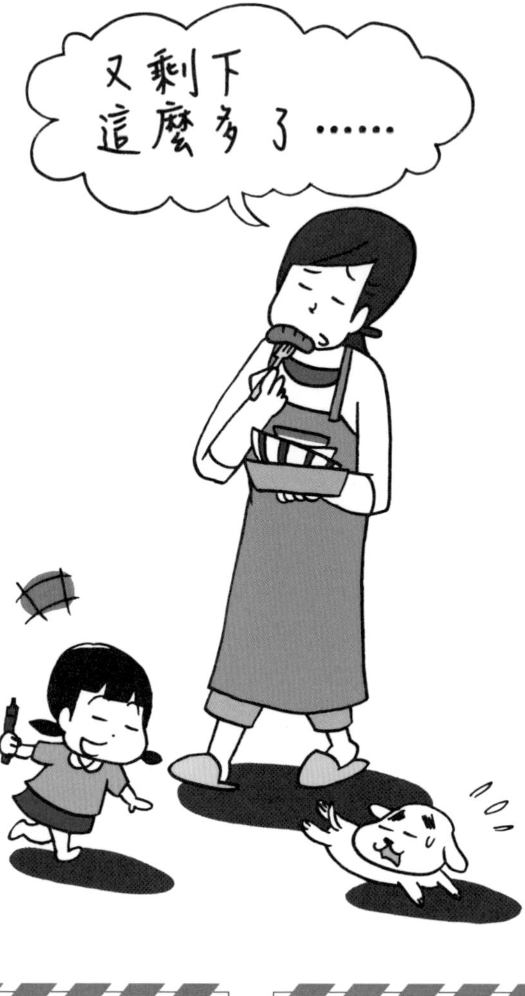

目標狀態

身高：155cm
體重：50kg
體脂肪率：24%
脂肪量：12kg
LBM（去脂肪體重）：38kg
BMI（身體質量指數）：20.81

◀

目前狀態

身高：155cm
體重：53.9kg
體脂肪率：30.5%
脂肪量：16.44kg
LBM（去脂肪體重）：37.46kg
BMI（身體質量指數）：22.43

某一星期的攝取清單

	早餐	午餐	晚餐	消夜
第1天	西瓜、蒸麵包、養樂多	石鍋拌飯、海帶芽湯、沙拉吃到飽（和媽媽朋友在燒烤店聚餐）	白飯、根莖菜湯、生蛋納豆、涼拌豆腐拌炸酥、浸煮炸茄子、蘆筍豬肉捲	午餐前在某咖啡店買的咖啡凍飲
第2天	糙米粥、荷包蛋、厚煎蛋、小熱狗2根、西瓜、乳酸飲料、美生菜蛋花湯	叉燒滷蛋飯糰（超商）	鮭魚羊栖菜炒飯、豬肉豆芽湯	
第3天	法式土司、荷包蛋、小熱狗、無糖優格（淋亞麻仁油和蘋果）	鮭魚羊栖菜炒飯、小番茄、番茄汁（以前天晚餐剩飯做成便當）	白飯、馬鈴薯海帶芽味噌湯、羊栖菜香菇漢堡、涼拌豆腐、醋味噌拌小松菜、納豆	
第4天	沒吃	水煮蛋半顆、紫蘇鬆芝麻飯糰2個	鮪魚、花枝、章魚、鮭魚生魚片、納豆	奶油餅乾3片
第5天	沒吃	炸雞漢堡、生菜沙拉	燒烤（豬肉、牛小排、雞腿、豆芽菜、洋蔥、甜椒、蝦子、蒟蒻、紅蘿蔔）	
第6天	土司1片、美生菜、煎雞腿2塊	炒麵	鰹魚生魚片、燒賣、餃子、法式麵包佐奶油乳酪4片	晚餐的啤酒500毫升
第7天	奶油麵包捲、小熱狗1根、無糖優格（淋亞麻仁油和蘋果）、牛奶	立食蕎麥麵（拌生雞蛋）	炸沙丁魚4尾、韭菜炒蛋、蔬菜燉肉、生蛋納豆	葡萄酒1杯

MoriTaku Advice

養成習慣吃身體必要的食物

改1善 早餐要吃得確實

早餐「因應孩子要求」做了法式土司，也就是將土司浸泡在加了白砂糖的蛋液裡，煎好之後再淋上大量楓糖。這種食物只能算是充滿醣質的「點心」，並不是早餐。

添加在優格上的蘋果看似可以攝取到維生素C，但很遺憾地其中卻含有果糖。既然要吃，就吃原味優格，最好是希臘優格。

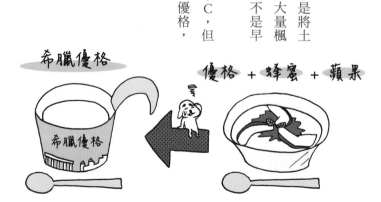

改2善 去燒烤店就要吃烤肉！

谷山小姐的飲食整體來說除了醣質攝取過多以外，另一個更需要注意的是蛋白質嚴重不足的問題。

在第一天的午餐中，她來到燒烤店用餐，這時她應

該挑選的主食是可以攝取到蛋白質的烤肉定食，而不是以醣質為主的石鍋拌飯。附餐的沙拉吃到飽本身雖然沒有問題，但吃蔬菜幾乎沒辦法攝取到蛋白質。

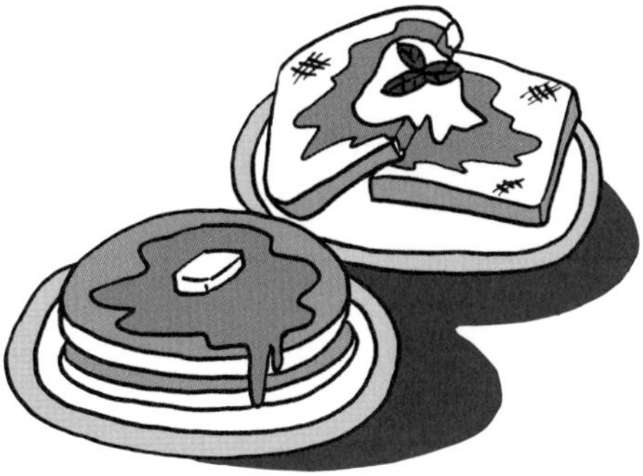

改善3 叉燒滷蛋飯糰是降低代謝的肥胖食物

谷山小姐為了遵守「以蛋白質為優先」的原則，一旦沒時間好好吃飯，她就會只吃超商的「叉燒滷蛋飯糰」。

然而，肉和蛋除了蛋白質以外，也有豐富的脂質，再加上白飯，就成了「醣質與脂質」的組合，就是最容易增加體脂肪的吃法。若要吃飯糰，裡頭的材料只要選擇昆布或鮭魚就沒有問題了。

如果稍微有時間可以坐下來好好吃頓飯，飯糰搭配兩顆水煮蛋是最好的選擇。

隱藏性肥胖的人必須先增胖再燃燒脂肪！

先增加體重，改變身體結構

從谷山小姐的BMI[07]來看，她就是最典型的「隱藏性肥胖」。

隱藏性肥胖指的是體重在正常範圍內，但體脂肪卻過高。這類型的人肌肉量少，上手臂圓潤，而且很多都有代謝不好、容易水腫的症狀。

隱藏性肥胖的人最不能做的就是拚命瘦身，因為**體重減輕會讓原本就已經很少的肌肉變得更少，代謝變得愈來愈差**。

這類型的人必須增加肌肉，同時還要減少體脂肪。最好的方法是先增加兩公斤左右的體重。

一般人聽到這裡應該會直接拒絕吧，但以現實層面來說，變瘦的同時又要增加肌肉，實在不太可能。因此必須先大量攝取蛋白質和脂肪，甚至到了過量的程度，以此增加體重。

POINT 07

BMI與隱性肥胖

BMI是從身高與體重來計算的一種肥胖指數，計算公式為「體重kg／（身高m^2）」。從BMI可以看出一個人是纖瘦型、標準型、肥胖型或隱性肥胖型。隱性肥胖指的是BMI在18.5～25之間、體脂肪率為25％以上的人。

以這種極端的方法先徹底改變身體結構，等到體重增加、體脂肪率維持現狀或稍微下降時，雖然體重沒有比以前少，外表看起來卻會變得比以前更瘦。再過兩三個月，連體重也會跟著下降。

家庭主婦變胖的原因

家裡如果有小孩，餐桌上一定會經常出現甜食，或是以碳水化合物為主的食物及油炸食物等。

小孩喜歡的食物大多以醣質或脂質為主，一旦持續吃這些充滿醣質和脂質的食物，身體代謝一定會慢慢變差，最後變成「媽媽體型」。

將家裡的飲食完全調整成以低醣質、高蛋白質為主並不會對家人造成任何影響，反而還比較健康。

對正在發育的孩子來說，蛋白質同樣是非常重要的營養素。許多研究也指出，[08]**醣質攝取過多會對孩子造成不良影響**。

因此，一定要避免用米飯以及麵包、零食等方便食用的食物來填飽孩子的肚子。

POINT 08

醣質攝取過多會對孩子造成不良影響

巧克力和零食都含有大量白砂糖和人工甘味劑，這些在人體吸收相當快的醣質一旦攝取過多，將會使得身體降血糖作用過度反應而造成低血糖等血糖波動過於激烈的症狀。近年來，年輕人罹患糖尿病的人數已經開始漸漸在增加當中。

案例5

「忙到沒時間吃飯」的上班族營養不足卻過胖的原因

——鈴木隆志（化名，32歲）

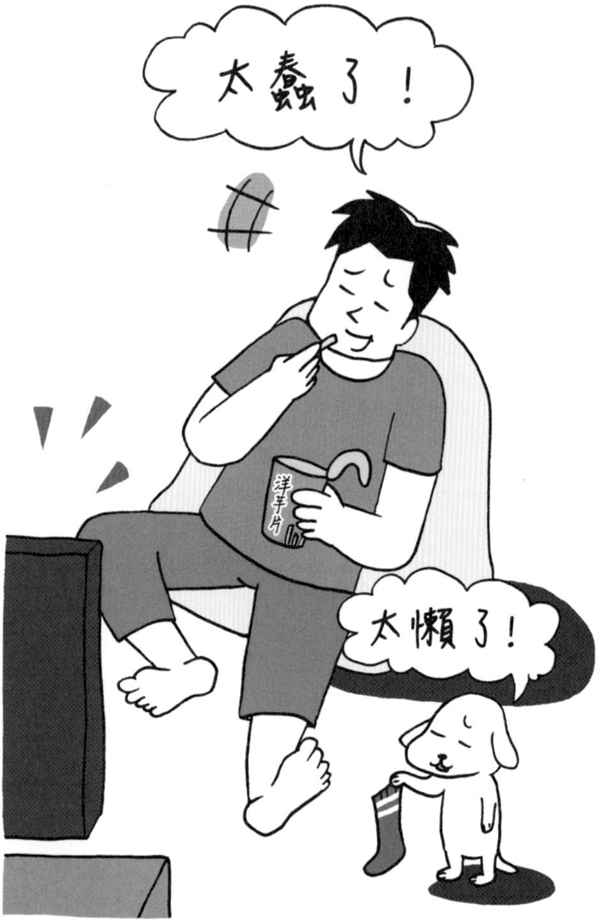

目前狀態	
身高：173cm	
體重：73kg	
體脂肪率：21%	
脂肪量：15.33kg	
LBM（去脂肪體重）：57.67kg	
BMI（身體質量指數）：24.39	

目標狀態	
身高：173cm	
體重：69kg	
體脂肪率：17%	
脂肪量：11.73kg	
LBM（去脂肪體重）：57.27kg	
BMI（身體質量指數）：23.05	

某一星期的攝取清單

	早餐	午餐	晚餐	消夜
第1天	沒吃	白飯（2碗）、味噌湯、炸雞排、高麗菜、小黃瓜、涼拌豆腐、漬物	廣東炒麵	
第2天	沒吃	白飯（2碗）、冬粉炒蔬菜、味噌湯、漬物	啤酒2杯、綜合香腸盤	
第3天	沒吃	白飯（1.5碗）、洋蔥湯、雞肉、薯條、配菜蔬菜	拉麵	
第4天	沒吃	杯麵、飯糰2個、烏龍茶	沒吃	
第5天	沒吃	白飯（1.5碗）、南蠻雞、馬鈴薯沙拉、味噌湯、蔬菜、漬物	茶泡飯、滷肉片豆腐、串燒、啤酒、燒酎調酒	
第6天	沒吃	沒吃	白飯（1.5碗）、炸雞塊、味噌湯、漬物、納豆2盒	優格（約深夜2點）
第7天	沒吃	鹽味炒麵、可樂餅、烏龍茶	白飯、味噌湯、炒牛蒡、薯條、漢堡、菠菜、漬物	

MoriTaku Advice

營養不足的人容易碳水化合物攝取過多

改善1 減少碳水化合物，早晚攝取蛋白質

鈴木先生每天的飲食幾乎都集中在午餐，而且只有碳水化合物。以他的例子來看，一天最少必須攝取兩千大卡，但目前看來明顯處於營養不足的狀態。

攝取熱量低卻瘦不下來，這是因為營養不足造成身體代謝變差所導致。這種情況只要減少碳水化合物，改以蛋白質為主要攝取，身體就會有明顯改變。

改善2 享受美食，培養對飲食的興趣

以鈴木先生的例子來說，最重要的是「好好吃飯」，意思是確實攝取身體所需的營養素。不能只是吃

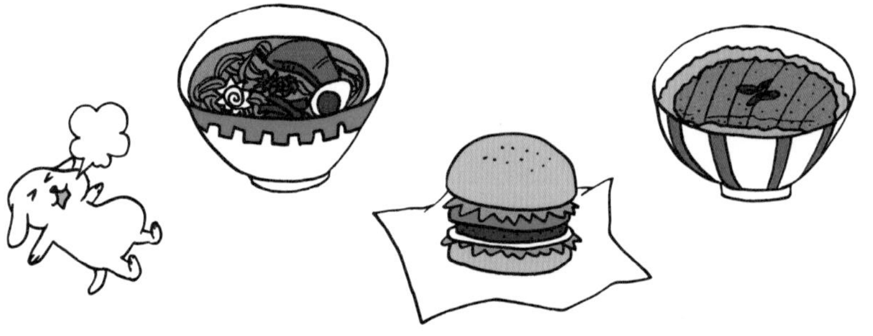

飽就好，而是必須隨時提醒自己要攝取營養的食物。

不妨多瞭解一點營養相關的知識，例如「蛋白質對增加肌肉很重要」、「維生素C對肌膚很好」等，如此就會帶來不一樣的影響。

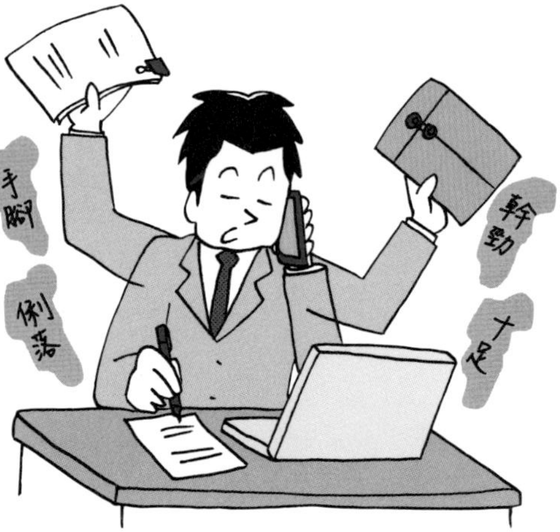

改善3 改善飲食能提升工作效率

改善飲食不只可以改變身體，也會影響到工作效率。此外還能提高睡眠品質，連帶地注意力變得集中，體力也變好了。上班族非常容易以「太忙」為藉口而隨便吃，請各位瞭解，「正因為太忙」，所以才要藉由調整飲食來達到更高的工作效率。

如果晚上不方便自己下廚，可以下班順路繞到超市買一些特價生魚片回家吃。這樣就足以作為轉變的開始了。

高碳水化合物、低熱量的飲食會造成營養不足而代謝變差

別再拿「太忙」當藉口，現在就開始重新檢視自己的飲食

一般常見方便食用的食物大多是以碳水化合物為主的東西，例如飯、麵包等。這些東西可以在忙碌時快速食用，而且會轉變成身體能量，對忙碌的人來說是非常方便的食物。然而，很多人卻太過依賴這些食物，[09]**喪失了攝取其他營養素的機會**。從鈴木先生一週七天的飲食中可以發現，其中白飯吃得最多，飲食偏重在碳水化合物上。相反地，**蛋白質太少，維生素、礦物質等營養素更是幾乎看不見**。這種飲食根本無法增加肌肉，提升代謝。

除此之外還有因為太忙就「邊忙邊吃」的問題，邊吃飯邊工作或講電話會造成無法專心在吃飯上，咀嚼的次數自然也會減少而狼吞虎嚥。

POINT 09

每天持續營養攝取不足

以鈴木先生一週的飲食來看，雖然吃的大多是碳水化合物，每一天的總攝取熱量卻都沒有超過一千五百大卡。以他的身高和體重來計算，每天至少會消耗兩千大卡，因此很明顯就是營養不足。

先從好好吃頓飯開始改變

早上不吃，中午在公司附近隨便吃，晚上再去喝酒。這就是單身男性最常見的飲食習慣。

改善這種飲食的方法是，午餐選擇定食，早餐和晚餐以動物性蛋白質為主。就算不自己下廚也沒關係，例如早餐可以選擇豆漿搭配優格和水煮蛋，晚餐到超市買生魚片吃。光是這樣就能減少醣質而攝取到蛋白質，身體當然會有所改變。由於鈴木先生並不是隱藏性肥胖的類型，因此**就算增加蛋白質攝取，體重也不會一下子急速上升**。

再次詢問後發現，鈴木先生是個[10]**菸癮相當重**的人，有時中午休息時間甚至會連續抽上五、六根菸。

事實上，這個抽菸的習慣會使得他營養不良的症狀更加嚴重，好不容易藉由飲食攝取到的營養素，都會因為抽菸而消耗得更快。

POINT 10

戒菸也有提高身體代謝的作用

抽菸也會消耗體內的必需營養素，以鈴木先生來說，體內原本就不足的維生素C，會因為抽菸而被用在排除體內有害物質。因此，他除了要改善飲食之外，同時也必須減少抽菸的份量，或是直接戒菸。

案例6 年齡不是發胖的藉口

——杉田誠一（化名，55歲）

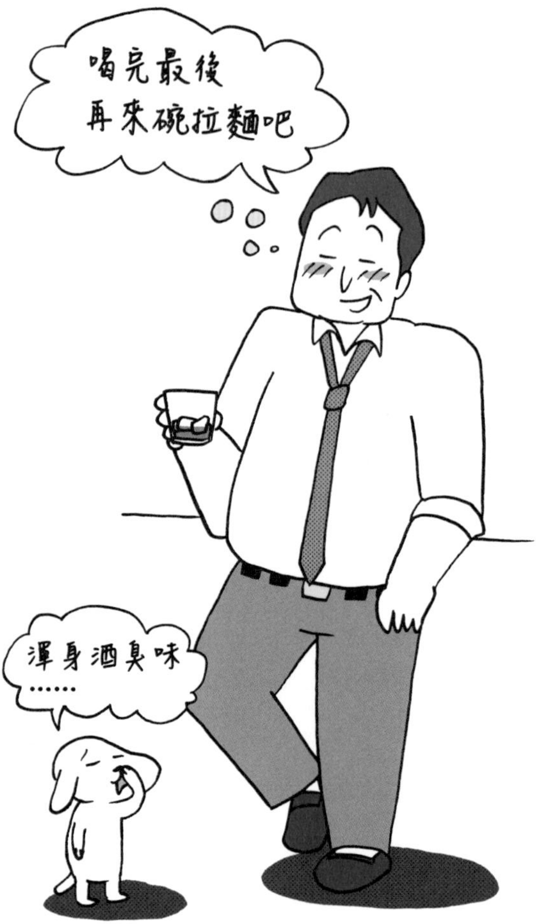

目前狀態
身高：163cm
體重：68.7kg
體脂肪率：29.8%
脂肪量：20.47kg
LBM（去脂肪體重）：48.23kg
BMI（身體質量指數）：25.86

◀

目標狀態
身高：163cm
體重：58.7kg
體脂肪率：20.0%
脂肪量：11.74kg
LBM（去脂肪體重）：46.96kg
BMI（身體質量指數）：22.09

某一星期的攝取清單

	早餐	午餐	晚餐
第1天	白飯、 火腿蛋	牛小排蓋飯、沙拉、 涼拌豆腐（小）、 海帶芽湯	鰹魚和醃鯖魚生魚片、 蝦子甜不辣、 炸牡蠣蓋飯、 燒酌兌水4杯
第2天	白飯、 香腸1根、炒蛋	烤鯖魚、冬粉沙拉、 滷羊栖菜、白飯、 味噌湯、漬物	鰹魚和竹筴魚生魚片、 香魚天婦羅、 燒酌兌水4杯
第3天	白飯、 火腿蛋	沾麵 （叉燒、筍乾、蔥花、 魚板、海苔）	炒麵、小菜、 燒酌兌水4杯
第4天	白飯、 海苔佃煮	鹽味餛飩麵、 白飯小碗	煮物、熱狗、 冷關東煮、 苦瓜炒肉片、 白飯（小碗）、 燒酌兌水3杯
第5天	茶泡飯	海苔壽司、 豆皮壽司、 餛飩湯	鰹魚和醃鯖魚生魚片、 炸竹輪、 燒酌兌水4杯
第6天	肉醬義大利麵	培根生菜番茄三明治 （1/2個）、 三明治（1/2個）、 洋蔥湯	涮螃蟹、涮章魚、 白飯、罐裝梅酒1瓶、 燒酌兌熱水3杯
第7天	烏龍麵（一小顆炸牡蠣、昆布絲、菠菜）	拉麵 （叉燒肉1片、菠菜、 海苔3片）、 白飯	燒烤、泡菜、味噌湯、 剩餘食材、 罐裝梅酒1瓶、 燒酌兌熱水2杯

MoriTaku Advice

上了年紀更要透過飲食來提高代謝

改善1 早餐的白飯減少一半，增加豆腐或納豆

杉木先生每天的飲食乍看之下很均衡，但其實碳水化合物還是太多了。人年紀愈大，蛋白質吸收愈不容易，但醣質卻變得更容易吸收，因此要注意調整飲食，以高蛋白質、低醣質為主。

杉木先生平時就有吃蛋的習慣，這一點很好。此外，他可以將早餐中白飯的份量減少一半，改攝取豆腐或納豆等增加蛋白質。另外一點是：

改善2 除了定食以外再增加蛋或納豆其中一種

第二天的午餐是非常標準、正確的飲食。在外吃定食時，如果可以減少白飯的份量，改增加一道蛋或納豆等高蛋白質食物，這樣會更好。

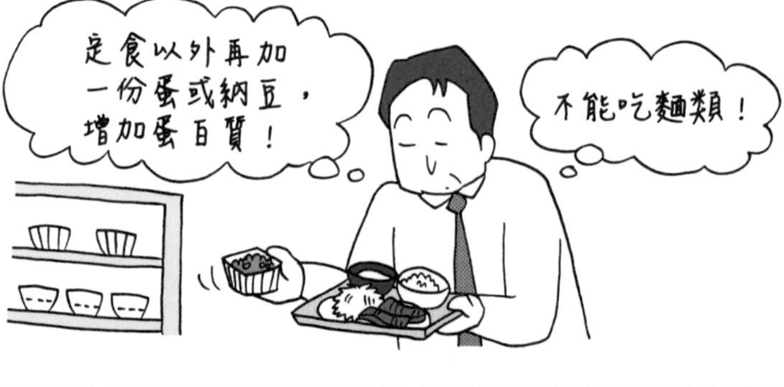
不能吃麵類！
定食以外再加一份蛋或納豆，增加蛋白質！

方便食用的拉麵或沾麵很容易成為一般人午餐的選擇，不過，光以拉麵作為午餐完全無法攝取到蛋白質，最好避免選擇這類一道料理就能吃飽的東西。

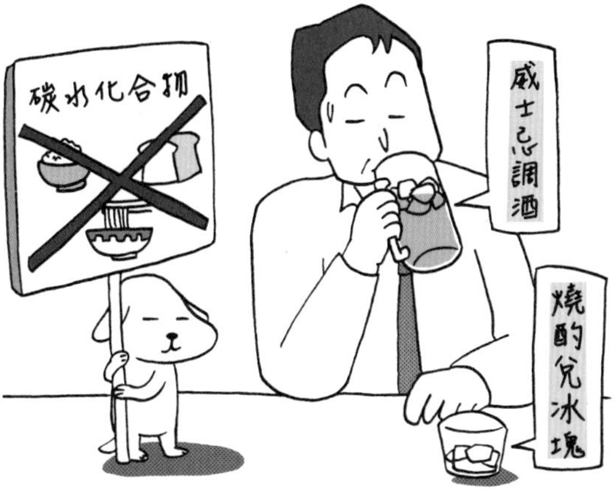

改善3 喝酒不能同時吃碳水化合物

杉木先生每晚都會喝酒，但他喝的都是燒酎，因此沒問題。喝酒時必須選擇燒酎或威士忌等蒸餾酒，此外若以罐裝梅酒來說，每週只喝一瓶倒也無所謂。

不過，喝酒時一定要注意，絕對不能吃碳水化合物。因此下酒菜千萬不能選擇脂質含量高的東西，喝完酒後也盡量不要吃茶泡飯或拉麵等碳水化合物。建議下酒菜可以挑選生魚片或煮物來搭配。

不願意嘗試運動的人更能發揮「全飲食代謝提升法」的功效

與其強迫自己運動，「全飲食代謝提升法」效果更好

以杉木先生五十五歲的年紀來推斷，他的身體代謝恐怕已經開始走下坡。這種時候可以先從恢復代謝力開始做起。

要求從不運動的人突然開始運動，一定無法持之以恆，成效也非常低。因為上健身房運動完可能會因為肚子餓，回到家後就開始喝酒、吃油膩食物……與其如此，不如放棄運動、**專心調整飲食**[11]還比較有效。

人體隨著年齡增長，蛋白質吸收會變得愈來愈差，這時**若不改採低醣質、高蛋白質飲食，比起年輕時將更不容易改變體質**。因此，建議不妨就戒掉所有碳水化合物，增加動物性蛋白質的攝取量。

也就是說，愈是上了年紀，更要留意攝取身體所需的營養素。

POINT 11

調整飲食

改變飲食內容後，身體雖然比較能快速轉變，但並不會急速瘦下來。大家只要知道一切必須先從調整到「正確飲食」開始就好了。

改變飲食就能馬上瘦兩公斤

杉木先生的理想體重比目前還要少十公斤，以他五十五歲的年紀來看，要減掉十公斤非常困難。不過，人的內臟脂肪很容易消除，透過調整飲食，只要花約一年的時間，他就能達到減輕十公斤的目標。

杉木先生後來聽從我的建議，減少了早餐中白飯的份量，改吃優格、蛋、豆腐等蛋白質食物。午餐也很注意定食的內容，但實在很難找到適合的餐廳就是了……[11]**晚餐的部分，他完全不吃米飯，只吃配菜**，甚至現在就連過去很愛的拉麵也都幾乎不吃了。

調整飲食兩個星期後，他就瘦了兩公斤。但就像我在「前言」和一〇九頁裡提到的，這兩公斤只是減掉身體的水腫而已，千萬不能就此滿足，一定要慢慢循序漸進地改變每天的飲食，**從中找到適合自己、能夠持之以恆的飲食方法**。

> **POINT 12**
>
> **完全不吃米飯**
>
> 杉木先生原本晚餐的碳水化合物份量就不多，因此完全戒掉對他來說應該不難。大家不必要求一定要做到完美，就以六十分及格的飲食為目標即可。

結語

雜誌上經常可以看到許多提升身體代謝的特輯，方法包括做肌肉訓練或伸展運動、透過熱瑜伽或泡半身浴提高體溫，或是喝生薑紅茶、喝白開水、做淋巴按摩、整骨等。

很多人都說這些真的讓自己變瘦了，但事實上，導致肥胖最根本的問題真的解決了嗎？我想並沒有。

這些方法當然都有效，我也建議大家一定要嘗試看看。但我也堅信回歸到最基本，平時的飲食習慣還是最重要的因素。

如今飲食文化豐富發展，美味不斷向上超越，原本具備感知危險能力的五感已然變得麻木，只淪為享樂之用。

看似美味的外觀、人工香味、各種不同口感、添加風味的調味。加工食品中所添加的這些食物特色，原本都不存在於這個世上。過去人在荒野自然中會靠著視覺、嗅覺、味覺等判斷食物是否腐敗、有毒，但諷刺的是，這些五感如今全都只用來享樂。

不再像過去一樣需要狩獵採集、也不太運動的現代人，吃著刺激五感的過度調味食物，攝取比身體所需還要多的醣質和脂質等能量，造成身體正常機能受到損害，察知風險能力變得遲鈍，最後罹患疾病。就某方面來說，這是理所當然的結果。這就是所謂的代謝症候群。

不過，提高代謝力、也就是恢復身體正常機能，其實非常容易。簡單來說，一旦攝取過多，要做的並不是控制攝取，而是確實補充能夠協助身體機能恢復正常的營養素，如此而已。

而這所謂能夠協助身體機能恢復正常的營養素，並不包括以醣質為主的食物、氫化油、充滿添加物的加工食品，或是會讓人癱軟無力的大量酒精飲料。這一點希望各位可以理解。

這些食物當然要盡力避免。那麼就讓我們來思考，哪些才是打造優美身體所需的營養素？答案是構成身體非常需要的蛋白質、可以讓代謝機能正常運作的優質油脂，以及協助代謝的輔助酵素維生素和礦物質。

這些可以從拉麵或義大利麵、冰淇淋、油炸物、零食、麵包中充分獲得嗎？大家應該都猜得到，答案當然是不行。

吃對食物的祕訣就在於，不要用料理或商品名稱來判斷，而是挑選身體所需的必要食材。接著再思考該如何料理這些食材，如此一來，自然就能獲得身體真正必要的飲食。

至於具體來說到底需要多少蛋白質、能量攝取該控制在多少等，答案事實上因人而異。只有學會靠自己的五感察知身體狀況，進而調整、控制這些攝取量，才能算真正成功。到了這個階段，想瘦就能瘦下來，或是相反地想變重增加肌肉量也能輕易達成。換句話說，你可以自由地控制調整自己的身體。

不過，若因為想瘦而拒絕高熱量的肉、魚或蛋，只吃營養價值低的蔬菜等低熱量食物，這麼做身體永遠不會有任何改變。

想瘦的人最先要做的，應該是增加攝取動物性食物，接下來才是吃發酵食物和膳食纖維，以達到活化腸道功能的作用。但是，腸道要能適當吸收這些吃下肚的營養素，前提必須先確實攝取對我們動物來說最容易吸收的動物性食物。也就是說，最重要的還是必須先攝取蛋白質。這一點請大家謹記在心。

有人會擔心飲食以蛋白質為主會導致便秘。不過，人類從兩百五十萬年前就一直都是吃動物性食物，既然如此，又怎麼可能會因為吃適量肉類而造成腸道腐敗、形成便秘而影響到代謝呢？事實上，便秘反而是因為單純地蛋白質和脂質攝取不足所造成。

因為蔬菜吃太多而便秘的人也不少，從這個角度來思考，吃動物性植物實在不足以成為破壞腸道、形成便秘的原因。

接下來要說到提升代謝的優點。首先，提升代謝不只會讓人變瘦，也更容易形成肌肉，所以身體線條會變得更優美。這裡意思並不是指變得肌肉結實而強壯，若以女性來說，就是臀部變得緊實而提高，身體線條變得更女性化。

此外，提升代謝可以增強免疫力而不容易生病，身體狀況和氣色變得更好，肌膚滋潤有光澤，體重也會變輕。

再者，血流狀況也會變好，不再感到肩頸痠痛或腰痛，下半身變得更有力。

簡單來說，提升代謝就等於抗老化。很多人都以為體重變輕、瘦下來之後，身體狀況都會變好。不過很遺憾的是，以低熱量、營養不足的方式變瘦的人，並不會變得更漂亮。年輕時用這種方法瘦身還能挽救，但上了年紀後還繼續用這種方法只會造成肌膚鬆弛，外表給人比實際年齡更老的感覺。

相反地，以充分攝取蛋白質、確實減少精製糖或過氧化脂質等不必要能量而瘦下來的人，肌膚非但不會鬆弛，還會變得更緊實，展現健康的完美體態。

我希望可以導正目前時下「瘦（只是體重變輕而已）就是好」的偏激觀念，幫助大家拋開嚴苛的運動和飲食控制，以健康自然的方式達到理想體重的目標。

如果大家可以藉由本書獲得健康飲食生活，將是我最大的榮幸。

今後一定還會有更多健康相關的新話題和新的健康食物不斷問世，我衷心希望各位在面對這些時都能不受魅惑，保持以一貫的正確飲食繼續走下去。

森拓郎

不靠運動，改變飲食就能瘦！ / 森拓郎作；賴郁婷譯.
-- 初版. -- 臺北市：春天出版國際, 2020.07
面； 公分. -- (Fitness；1)
譯自：「年齢とともにヤセにくくなった」と思う人ほど成功する 食事10割で代謝を上げる
ISBN 978-986-5607-67-8(平裝)

1.健康飲食 2.新陳代謝

411.3 105015608

譯者 …… 賴郁婷
總編輯 …… 莊宜勳
主編 …… 鍾靈
出版者 …… 春天出版國際文化有限公司
地址 …… 台北市大安區忠孝東路四段303號4樓之1
電話 …… 02-7733-4070
傳真 …… 02-7733-4069
E-mail …… frank.spring@msa.hinet.net
網址 …… http://www.bookspring.com.tw
部落格 …… http://blog.pixnet.net/bookspring

「年齢とともにヤセにくくなった」と思う人ほど成功する 食事10割で代謝を上げる

不靠運動，改變飲食就能瘦！

作者 **森拓郎**
2020年 7月初版
定價 360元

郵政帳號 …… 19705538
戶名 …… 春天出版國際文化有限公司

總經銷 …… 植德圖書事業有限公司
地址 …… 新北市新店區中興路二段196號8樓
電話 …… 02-8919-3186
傳真 …… 02-8914-5524
香港總代理 …… 一代匯集
地址 …… 九龍旺角塘尾道64號 龍駒企業大廈10 B&D室
電話 …… 852-2783-8102
傳真 …… 852-2396-0050

ISBN 978-986-5607-67-8